中药现代化研究系列

柚皮苷防治DPM所致COPD的作用及机制研究

苏薇薇　师　瑞　吴　灏　王永刚　著

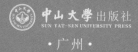

·广州·

版权所有　翻印必究

图书在版编目（CIP）数据

柚皮苷防治 DPM 所致 COPD 的作用及机制研究/苏薇薇，师瑞，吴灏，王永刚著.—广州：中山大学出版社，2021.11

（中药现代化研究系列）

ISBN 978-7-306-07367-9

Ⅰ. ①柚… Ⅱ. ①苏… ②师… ③吴… ④王… Ⅲ. ①柑果苷—应用—慢性肺疾病—防治—研究　Ⅳ. ①R563.9

中国版本图书馆 CIP 数据核字（2021）第 254784 号

出 版 人：王天琪
策划编辑：曾育林
责任编辑：曾育林
封面设计：曾　斌
责任校对：梁嘉璐
责任技编：靳晓虹
出版发行：中山大学出版社
电　　话：编辑部 020-84113349，84110776，84111997，84110779，84110283
　　　　　发行部 020-84111998，84111981，84111160
地　　址：广州市新港西路 135 号
邮　　编：510275　　传　　真：020-84036565
网　　址：http://www.zsup.com.cn　E-mail：zdcbs@mail.sysu.edu.cn
印 刷 者：广州市友盛彩印有限公司
规　　格：787mm×1092mm　1/16　8.875 印张　235 千字
版次印次：2021 年 11 月第 1 版　2021 年 11 月第 1 次印刷
定　　价：48.00 元

如发现本书因印装质量影响阅读，请与出版社发行部联系调换

内 容 提 要

柚皮苷是从岭南道地药材化橘红中提取的有效单体，具有显著的止咳、化痰、消炎作用。本团队前期研究证实，柚皮苷可以显著抑制 COPD 大鼠及豚鼠慢性气道炎症、黏液高分泌等典型症状。柚皮苷对 DPM 诱导 COPD 痰液分泌的调控机制为降低组织水肿和黏蛋白分泌，并增加离子转运通道功能及表达。然而，柚皮苷对 DPM 诱导 COPD 所致肺功能异常、组织结构变化、炎症氧化损伤的调控作用及机制尚未深入研究，本书正是围绕此问题而展开研究的。

本书主要研究内容：①构建 DPM 诱导的小鼠 COPD 模型，从肺功能障碍、组织炎症、氧化损伤、组织纤维化、潜在细胞癌变五个方面入手，采用转录组差异基因 GO 及 KEGG 富集分析判断 DPM 与柚皮苷的调控功能及作用通路，同时采用组间差异基因交集趋势分析筛选柚皮苷对 DPM 诱导 COPD 的潜在调控关键基因。②在组学研究的基础上，考察 DPM 诱导 COPD 小鼠的肺功能、血液细胞数量、肺组织结构、炎症因子表达及分布等相关指标变化，探讨柚皮苷在此过程中的调控作用；同时采用分子生物学技术测定筛选的潜在调控关键基因及其调控相关基因在小鼠肺组织中的 mRNA 表达变化及在人呼吸道上皮细胞中的蛋白表达变化，以验证筛选结果并考察柚皮苷调控作用机制。

本书为柚皮苷的进一步开发利用提供了科学依据，对相关疾病的治疗具有积极意义。

本研究获得国家自然科学基金（项目批准号：82004043）、化橘红国家现代农业产业园创建项目－化橘红产业科技协同创新平台建设的资助。

《柚皮苷防治 DPM 所致 COPD 的作用及机制研究》 著者

苏薇薇　师　瑞　吴　灏　王永刚

目　录

第一章　引言 …………………………………………………………… 1

第二章　柚皮苷对 DPM 诱导小鼠 COPD 肺组织转录组表达的调控作用研究 …… 15
    第一节　研究概述 ………………………………………………… 17
    第二节　实验研究 ………………………………………………… 17
    第三节　本章小结 ………………………………………………… 69

第三章　柚皮苷对 DPM 诱导小鼠 COPD 的调控作用及机制研究 ………… 73
    第一节　研究概述 ………………………………………………… 75
    第二节　实验研究 ………………………………………………… 75
    第三节　本章小结 ………………………………………………… 109

第四章　全书总结 ……………………………………………………… 113

参考文献 ………………………………………………………………… 119

第一章 引言

一、慢性阻塞性肺疾病概述

慢性阻塞性肺疾病（chronic obstructive pulmonary disease，COPD），涵盖了肺气肿和慢性支气管炎，其特征是气流受限并不能完全逆转。气流受限通常是进行性的，与肺部对有害颗粒或气体的异常炎症反应有关。COPD 主要由吸烟引起，同时也与环境污染物浓度相关。COPD 主要影响肺组织，也会对机体产生严重的全身性影响。[1]

COPD 在老年人中更常见，尤其是 65 岁以上的老年人。COPD 患病率在美洲地区最高，在东南亚和西太平洋地区最低。全球男性患病率为 15.7%，女性为 9.93%。[2] 自 1990 年以来，COPD 死亡人数增加了 23%，预计 COPD 在 2030 年将成为世界第三大死亡原因。同时，由于吸烟和人口老龄化的增加，到 2060 年，每年死于该疾病的人数可能超过 540 万，其中男性的死亡率远超女性。[3-7]

1. 疾病风险因素

吸烟：吸烟是最重要的风险因素，被动接触香烟烟雾也增加了 COPD 的发病风险。吸烟能够通过引起炎症反应，纤毛功能障碍和氧化损伤诱发 COPD，这是其发病的主要因素，占发病率的 40%～70%。[3] 此外，氧化应激与蛋白酶和抗蛋白酶失衡也是 COPD 发病机制中的重要因素，特别是对 α-1 抗胰蛋白酶缺失的患者。

暴露于空气污染及接触燃烧的固体或生物质燃料：长期暴露于灰尘、交通尾气和二氧化硫中会增加 COPD 的风险。[4] 同时，家中使用燃烧的煤炭或生物质燃料会增加发生 COPD 的风险。[8] 一项国际研究报告表明，不吸烟者中 COPD 的患病率为 12.2%。[9] 这可能是由于低收入和中等收入国家的空气污染或燃烧化石燃料所致。

职业暴露：所有 COPD 病例中约有 14% 归因于职业暴露，包括职业性接触粉尘、化学物质、蒸气烟雾等。[10] 在美国，不吸烟者中 COPD 的患病率为 2.2%，其中许多病例是由于工作场所污染物暴露造成的。[11]

肺的异常发育：儿童常见呼吸系统感染可能会导致肺部瘢痕形成，降低组织弹性并增加患 COPD 的风险；此外，结核病史与 COPD 风险增加有关。[12]

高龄：年龄的影响可能与吸烟时间较长及与年龄相关的 FEV1 下降有关。

遗传因素：气道对吸入性损伤的反应取决于遗传因素。α-1 抗胰蛋白酶缺失症是一种遗传性疾病，在欧洲人群中常见，可导致年轻人群下叶肺泡性肺气肿。统计发现，COPD 患者的成年后代中患病率高于正常人群。[13]

人种差异：统计发现，在排除吸烟、年龄、性别和社会经济地位的影响之后，白人比黑人和亚洲人发生 COPD 的概率更高。[14]

类风湿关节炎：流行病学研究表明，COPD发病风险与类风湿关节炎病史之间存在关联。[12]与对照组相比，类风湿关节炎患者发生COPD的风险显著增加，相对风险为1.82。[15]

2. COPD病理表现

外界因素对肺组织的反复刺激损伤和组织修复，使得肺组织结构及生理发生明显变化而产生慢性炎症，主要影响中央和外周气道、肺实质、肺泡及肺血管。肺部的炎症和结构变化随疾病的严重程度而增加，并在脱离刺激后持续存在。[1]病理分析发现，COPD患者产生的机体变化主要包括：气道狭窄及重塑、杯状细胞增生，中央气道黏液分泌腺增大，肺泡融合以及血管病变导致的肺动脉高压并发症。有证据表明，宿主对吸入的刺激物会产生炎症反应，其中活化的巨噬细胞和增加的白细胞是该过程中的核心细胞，整个过程受多条炎症通路的调控影响。同时，吸入刺激物诱导组织产生的氧化应激反应和过量蛋白酶表达也会放大慢性炎症的影响，进一步加重组织损伤。由此可见，COPD主要表现在组织结构病变所致的肺功能降低、气道黏液分泌增多所致的痰液分泌增加、组织炎症及氧化损伤引起的机体损伤。

气道阻力的增加是COPD的生理学定义。随着肺组织弹性阻力降低，肺实质内纤维化改变以及分泌物阻塞气道，都会导致气道阻力增加。呼气流量受限进一步促进疾病恶性循环，一方面，肺实质过度充气和破坏使COPD患者更容易缺氧，特别是在活动期间；另一方面，缺氧会导致血管平滑肌增厚，继而引发肺动脉高压，而这正是COPD晚期及不良预后的主要病症。[16-17]COPD患者会存在气道重塑，主要表现在直径小于2 mm的气道中，病理切片可观察到上皮、固有层、平滑肌和外膜明显增厚，最终导致细支气管丢失。[18]由于患者气道的弹性蛋白分解加剧和随后的肺泡完整性丧失导致出现肺气肿症状。COPD患者气道浆液分泌的异常及杯状细胞增生产生的黏蛋白过度分泌，会增加气道中痰液分泌。当痰液分泌增加时，纤毛运动受阻，黏液无法排出，痰液积累在气道，其中黏附的细菌微生物不断增殖，引起组织炎症，加重呼吸道疾病症状，进而引起肺炎等疾病，长期发展容易造成肺癌，危及人体健康。同时，诱发的各种炎症因子、污染物粉尘颗粒、细菌病毒等又会刺激上皮细胞，降低某些离子转运体功能，抑制转录表达，或是增加受体敏感性，进一步抑制浆液分泌，从多角度损伤呼吸系统生理功能。随着疾病的进程，机体气体转移的减少也可能导致高碳酸血症，同时肺组织炎性介质增加引发的全身性炎症可导致骨骼肌萎缩，并引发或加重循环、代谢等系统的疾病。

由此可见，COPD疾病病理表达复杂多样，有可能产生肺功能异常、组织结构变化、痰液分泌增加、炎症氧化损伤等病理特征，因此对于COPD诊断和治疗也应从多方面进行考察评估，以判断疾病状态、评估药物的治疗效果。

3. COPD 疾病诊断

（1）诊断关键因素。

咳嗽：通常为 COPD 最初症状；早上咳嗽，并随着疾病发展而加重。

呼吸急促：最初表现在运动时，但随着疾病的发展即使在休息时也会产生；呼吸急促时患者可能难以复述完整的句子。

痰液：任何形式的慢性咳痰都可能是 COPD；痰液量多，其质量可能随着病情加重或感染加重而改变。

暴露于危险因素：暴露于香烟烟雾、空气污染或室内固体燃料燃烧，职业接触粉尘、化学物质、蒸气烟雾。

桶状胸：胸廓前后径增加，有时与左右径几乎相等，呈圆桶状，表明存在过度充气和空气滞留，是无法完全呼气的后果。

听诊时空气流动不畅：继发于肺组织弹性丧失和功能衰竭。

听诊时喘息：常见于病情加重时，表明存在气道炎症和阻力。

粗湿啰音：受气道中的黏液及痰影响而发出的一种不连续的声音，常见于病情加重时，表明存在气道炎症和黏液过度分泌。

（2）疾病诊断测试。

肺功能测定：是用于诊断 COPD 和监测疾病进展的首项测试。[19-20]检测时需给予足够剂量的短效吸入支气管扩张剂再进行测定，以最大限度减少变异性。COPD 患者肺功能 FEV1 和 FEV1/FVC 降低。慢性阻塞性肺疾病全球标准（GOLD）将气流限制的标准定义为支气管扩张后 FEV1/FVC < 0.70[1]。此外，肺功能测定还表明气流阻塞的严重程度。在 COPD 患者（FEV1/FVC < 0.7）中，FEV1 ≥ 80% 为轻度 COPD；50% ≤ FEV1 < 80% 为中度 COPD；30% ≤ FEV1 < 50% 为重度 COPD；FEV1 < 30% 为非常严重的 COPD。[1]目前，没有证据表明肺功能测定筛查能够有效指导 COPD 无症状患者的管理决策或改善疾病进程。[21]但如果在早期诊断出 COPD 并消除了危险因素，则能显著降低肺功能的下降速度。[22]

全血细胞计数：英国 COPD 指南建议对所有新确诊的 COPD 患者进行全血细胞计数（FBC），以筛查贫血和红细胞增多症。[19]

一氧化碳弥散量测定：一氧化碳弥散量测定有助于解决诊断不确定性和术前评估，同时区分 COPD 与哮喘。[19]

α-1 抗胰蛋白酶检测：世界卫生组织建议对所有诊断为 COPD 的患者进行一次筛查，尤其是在 α-1 抗胰蛋白酶缺乏症患病率较高的地区。在有家族病史或疾病进展迅速且影像学检查变化较低的年轻患者（<45 岁）中，应检查 α-1 抗胰蛋白酶水平。[23]

断层扫描：断层扫描可显示解剖学改变，但其在 COPD 诊断中的作用仅限于考虑进行手术和排除其他疾病（如支气管扩张或肺癌）。

脉搏血氧饱和度测定：脉搏血氧饱和度测定可评估有呼吸衰竭或心衰竭临床症状的患者，若外周动脉血氧饱和度小于92%，则应测量动脉血或毛细管血氧。

运动测试：用于评估呼吸困难程度不成比例的患者肺功能及COPD患者康复情况，此过程可在脚踏车或跑步机上进行，也可以通过简单的定时（如6 min以内）步行测试。[24]

呼吸肌功能测试：主要用于呼吸困难或高碳酸血症过度增加患者，以及营养不良患者和皮质类固醇肌病患者的疾病诊断。[25]

痰液培养：对于严重气流受限并频繁发作或需要机械通气的急性发作患者，需进行痰液检测。

超声心动图检测：评估可疑心脏病或肺动脉高压。

4. COPD治疗

治疗COPD的最终目的是预防和控制疾病症状，减轻严重程度、减少加重次数，提高呼吸能力以增强运动耐量，降低疾病死亡率。治疗方法包括：减少危险因素的暴露、科学的疾病评估、系统的患者教育、稳定的药理学和非药理学干预、COPD急性加重的预防和治疗（COPD急性加重的特征是疾病急性发病，患者呼吸困难、咳嗽加剧、痰液变化异常）。

临床上对COPD的常规治疗药物包括：速效支气管扩张药（β-2受体激动剂、毒蕈碱受体拮抗剂）、激素药（皮质类固醇等）、磷酸二酯酶4抑制剂（罗氟司特等）、抗生素（阿奇霉素等）。

（1）支气管扩张剂。β-2激动剂被广泛用于治疗COPD，能够增加胞内cAMP、舒张呼吸道平滑肌、降低气道阻力。毒蕈碱拮抗剂作为抗胆碱能药，能够通过阻断呼吸道平滑肌上的胆碱能受体而起到扩张支气管的作用，进而引起平滑肌舒张并减少气流受限。β-2激动剂与毒蕈碱拮抗剂相比虽然舒张机制不同，但是两者均可显著改善肺功能、呼吸困难程度，降低病情加重速率，因此均可作为短效和长效制剂使用。[26-27]

短效β-2激动剂（例如沙丁胺醇）和短效毒蕈碱拮抗剂（例如异丙托溴铵）可改善肺功能和呼吸困难，在改善生活质量方面两者无显著差异。临床常用的长效毒蕈碱拮抗剂为噻托溴铵，能够降低COPD加重发作的风险。[28]此外，新的拮抗剂还有格隆溴铵、芜地溴铵等，它们具有与噻托溴铵相同的作用。[29]其中，值得强调的是，Revefenacin（瑞芬新霉素）是一种雾化吸入的长效毒蕈碱拮抗剂，是目前唯一的每日一次雾化吸入支气管扩张剂，已获批准用于中度至重度COPD患者的维持治疗。

当COPD病情稳定时，若选择单药治疗则长效毒蕈碱拮抗剂优于长效β-2激动剂。[30]对于中度至重度COPD患者，长效毒蕈碱拮抗剂对病情加重的缓解作用更大，同时UPLIFT试验也证明其长期使用的安全性。[26-27,31]与单药治疗相比，长效

$\beta-2$ 激动剂和长效毒蕈碱拮抗剂联合治疗可降低病情加重的发生率，且不会增加每一类药物的不良反应。[32-35]与安慰剂相比，轻度/中度 COPD 患者每天一次通过联合吸入器递送两类药物，能够显著改善患者肺功能和生活质量。[36]两者联用合并症发作较少，FEV1 改善幅度较大，肺炎风险更低，生活质量的改善更加明显。[37]统计发现，所有两者联合治疗固定剂量组合均具有相似的疗效和安全性。[38]

（2）吸入糖皮质激素。COPD 患者可以使用吸入糖皮质激素进行治疗，需将其与长效支气管扩张剂联合使用。[39]吸入皮质类固醇具有显著抗炎作用，因此对 COPD 中炎症具有治疗作用，长期吸入能够减少急性发作、减轻病情加重、降低疾病死亡率。[40-42]吸入皮质类固醇对 COPD 发作风险较高的患者治疗效果更好。[43-45]嗜酸性粒细胞计数可预测在长期的长效支气管扩张剂治疗中添加吸入性糖皮质激素的效果，以防止病情加重，当数值大于 300 个细胞$/\mu L$ 时给药效果最显著，此外戒烟者比吸烟者效果更明显。[46-48]

有研究指出，服用吸入性糖皮质激素的 COPD 患者罹患肺炎的风险增加。[49]与布地奈德相比，氟替卡松的使用增加了这种风险。[50]一项系统评价分析发现，尽管与吸入皮质类固醇使用相关的未经调整的肺炎风险显著增加，但在随机对照试验中肺炎死亡率和总死亡率并未增加，反而在观察性研究中有所降低。[51]此外，对于吸入皮质类固醇治疗的成年 COPD 患者，其患结核病和流感的风险也有所增加，同时也可能引起口咽念珠菌病和声音嘶哑。[49,52]

（3）磷酸二酯酶 4 抑制剂。罗氟司特（Roflumilast）是一种口服磷酸二酯酶 4（PDE4）抑制剂，可抑制 cAMP 的分解，能够改善肺功能并减少疾病加重的风险。[53]

（4）抗生素类。COPD 治疗中可以考虑使用预防性抗生素（如大环内酯类药物）来降低急性加重的风险，特别是在频繁加重且对标准疗法无反应的患者。[54-56]预防性大环内酯类抗生素的使用能够降低 COPD 患者病情加重频率，但长期使用阿奇霉素与临床上明显的听力损失相关。[57]

目前，阿奇霉素治疗被认为是最有效的预防 COPD 急性加重的方法，在老年患者和较轻 GOLD 期患者中的疗效更高，但在吸烟患者中，没有证据表明其具有治疗益处。[58]英国指南建议，对于每年有超过 3 次需要皮质类固醇治疗的急性加重发作和每年至少一次需要住院的加重发作患者，可以考虑预防性使用阿奇霉素，同时应在 6 个月和 12 个月时进行复查，以确定预防给药是否有益，若无治疗效果则应停止用药。[59]

（5）甲基黄嘌呤。茶碱（一种甲基黄嘌呤）具有扩张支气管的作用，能够通过增加胞内 cAMP 而舒张呼吸道平滑肌，但由于其药效有限，治疗范围狭窄，风险高、药物相互作用复杂，因此临床中不常使用。此外，有研究认为茶碱对中度至重度 COPD 的肺功能影响不大。[60]因此，GOLD 建议仅在其他长期支气管扩张剂治疗无效的情况下才推荐使用。

(6) 黏液溶解剂。呼吸道液体分泌异常是临床呼吸系统发病率增加、病程加剧的主要诱因。其分泌功能异常会导致痰液分泌增加，引起咽炎、肺炎等疾病。当浆液分泌减少时，纤毛运动受阻，黏液无法排出，痰液分泌增加积累在气道，其中黏附的细菌等微生物不断增殖，引起组织炎症，加重呼吸道疾病症状，进而引起肺炎等疾病，长期发展容易诱发肺癌，危及人体健康。同时，诱发的各种炎症因子、污染物粉尘颗粒、细菌病毒等又会刺激上皮细胞，降低某些离子转运体功能，抑制转录表达，或增加受体敏感性，进一步抑制浆液分泌，从多角度损伤呼吸系统生理功能。

患有 COPD 慢性支气管炎表型的患者经常会产生浓痰。研究发现黏液溶解剂的使用能够缓解 COPD 疾病恶化，减少急性加重的频率，但对肺功能及生活质量的改善无显著提高。[61] 使用黏液溶解剂能够降低因急性加重而住院的风险，同时减少急性加重的持续时间。[62]

(7) 其他非药物治疗。

外科手术：外科手术（包括肺减容术、肺移植）是治疗 COPD 的最后一步，用于改善肺动力、运动依从性及生活质量。[63-64] 其中，肺减容术适用于气流严重受限的患者，尤其是局部上叶疾病且运动能力低于正常水平的患者。[63] 此外，肺移植已被证明可以改善患者生活质量和肺功能，但是其似乎并未赋予患者生存优势。[65]

体育锻炼：对于 COPD 来说，没有药物能改善肺功能的长期下降，药物治疗的主要目标是控制症状和预防并发症，因此患者的自我管理在疾病治疗中尤为重要。一项随机对照试验结果表明，运动训练可以改善 COPD 患者疾病状态，其中有氧运动与力量训练相结合的方式比单独进行力量训练或耐力训练更加有效，在此过程中专业人员的指导对恢复作用更大。[66-67] 此外有分析认为，瑜伽和气功改善 COPD 患者的运动能力和肺功能的作用更明显，但其调控机制仍不清楚。[68-69]

戒烟和预防接种：除了避免接触香烟烟雾和其他刺激物外，还应鼓励所有患者戒烟。戒烟能显著降低 COPD 疾病的进展速度，还能降低恶性肿瘤、冠心病和脑血管疾病的发病风险。在不同的 COPD 治疗方式中，提高生存率的两个重要因素是戒烟和吸氧。有效的戒烟方式包括医疗咨询和药物治疗，其成功率更高，在 COPD 治疗中成本较低，具有成本效益。[70-72]

5. COPD 并发症

肺心病：肺心病是继发于长期 COPD 的右侧心力衰竭。由慢性缺氧和肺血管收缩引起，能导致肺动脉高压和右侧心力衰竭。连续吸氧疗法是治疗的主要手段。

肺癌（非小细胞肺癌）：COPD 是肺癌的危险因素，而其发病风险与烟草接触无关。[73]

复发性肺炎：复发性肺炎是 COPD 的常见并发症，也是其恶化的常见原因。病毒或细菌感染都能引起复发性肺炎。其中，慢性肺炎、气道损伤、炎症、纤毛功能受损和细菌定植都可能是患者易感性增加的原因。此外，长期吸入皮质类固醇激素也会增加 COPD 患者患肺炎的风险。[74-75]

抑郁症：抑郁是 COPD 的常见后果。如果情绪发生任何变化，可能需要进行精神病学评估。

气胸：由于肺实质损害而致胸膜下大疱的形成和破裂。自发性气胸在慢性严重咳嗽或胸部创伤中非常常见，可能危及生命。可以通过 CXR 或胸部 CT 进行诊断。

呼吸衰竭：COPD 发展后期常见的并发症还包括呼吸衰竭。一项针对大量 COPD 患者的研究报告指出，COPD 伴有急性呼吸衰竭的患者院内死亡率为 17%～49%。[76]其治疗包括无创正压通气和机械通气。

贫血：贫血在 COPD 患者中的发病率很普遍，影响近 25% 的患者。[77]较低的血细胞比容表明接受长期氧气治疗的患者预后较差。[78]

红细胞增多症：继发性红细胞增多症多发于持续吸烟的 COPD 患者中，可通过血细胞比容大于 55% 进行鉴定。这些患者很多时候需要吸入氧气。

6. COPD 预防

（1）一级预防。避免香烟（主动和被动吸烟）和有毒烟雾暴露对 COPD 疾病预防具有重要意义。应该向所有吸烟者提供包括药物治疗和咨询在内的相关戒烟干预措施，尽管戒烟可能与短期轻微的不良反应有关（例如体重增加及便秘），但其带来的长期益处是毋庸置疑的。[79]对于职业接触引起的疾病，可以通过消除或减少工作场所的接触来实现一级预防。此外，还可以实施公共卫生措施，如鼓励步行或骑自行车、增加燃油税率，以减少空气污染的危害。

（2）二级预防。建议在包括 COPD 在内的所有心肺疾病患者中推广接种流感和肺炎链球菌疫苗。[80]此外，由于维生素 D 可降低 COPD 患者的中度/重度加重率，[81]因此推荐住院 COPD 加重的患者检测其水平，若该水平小于 25 nmol/L，则应给予补充。对于某些患者，尤其是长期接受皮质类固醇治疗的老年妇女，需要服用钙补充剂来预防或治疗骨质疏松症，同时进行骨密度扫描以评估进展状况。另外，还建议所有 COPD 患者进行体育锻炼。

7. COPD 预后

COPD 是一种病程不确定，预后可变的疾病。它的预后取决于多种因素，包括遗传易感性、环境暴露、并发症等。COPD 患者频繁的病情加重以及需要有创机械通气以应对急性呼吸衰竭，是疾病不良预后的标志。[76]

尽管 COPD 和呼吸衰竭患者的短期生存取决于急性加重的严重程度，但长期生存主要受疾病严重程度和并发症的影响。研究发现，FEV1 升高与 COPD 加重风险降低之间存在显著的相关性。[82]

除 FEV1 以外，其他可预测预后的因素还包括体重（极低的体重是负预后因素[83]）、步行6 min的距离以及活动引起的呼吸急促程度。这些因素称为体重指数、气流阻塞、呼吸困难和运动指数，可用于提供1年、2年和4年生存的预后信息。[84]此外，肾上腺髓质素、精氨酸加压素、心钠素和C反应蛋白的升高与COPD患者的死亡风险增加相关。[85-86]

二、DPM对COPD发病的影响

细颗粒物（DPM）是评价大气污染的重要标志，它与呼吸系统疾病的发病率及死亡率密切相关。[87-90]通过评估DPM暴露所引起的相对风险，发现DPM更容易引起慢性阻塞性肺病、肺癌等。[90-92]仅在2010年，全球就有超过300万人因DPM所引起的各种疾病而过早死亡。[93]在中国，DPM每年会引起120万人死亡，DPM污染是造成死亡的第四大危险因素，超过55岁后慢性呼吸系统疾病致死率会随着年龄的增长而越来越高。[94]呼吸系统疾病的发病率随着DPM污染的加重而逐年增加。因此，研究抗DPM所致肺损伤的治疗药物及其作用机制很有必要。

DPM粒径微小，能够通过损伤呼吸道黏膜上皮细胞，沉积在肺泡内或肺间质内，激活肺内的免疫细胞，引起气道炎性反应、氧化损伤、肺泡上皮细胞DNA损伤、周期阻滞及细胞凋亡，进而诱发COPD疾病。[95-104]近期研究表明：①DPM通过影响TRPA1和TRPV1表达，上调小鼠OVA敏感性，增加气道阻力和肺顺应性，恶化哮喘发病症状；[105]②DPM能够上调黏蛋白MUC4与MUC5AC表达，增加浆液分泌黏性；[106-107]③DPM能够通过激活TLR4/MyD88通路及NLRP3炎症小体诱导IL-1β分泌，并在升高肺组织巨噬细胞、中性粒细胞、淋巴细胞、嗜酸细胞活化趋化因子、IL-5水平的同时，增加小鼠肺泡灌洗液及血液中IL-6和TNFα水平，引起呼吸系统及全身炎症反应；[108-110]④此外，DPM能够在升高肺组织LDH及ROS的同时降低肺上皮细胞CAT与SOD活性，并引起细胞自噬，产生组织氧化损伤。[111-112]可以看出，DPM对COPD的诱导因素是多方面的，既影响肺功能，又影响呼吸道浆液及黏液分泌，还会引起组织炎症及氧化损伤，以上几点正是COPD发病的关键影响因素。

目前，针对DPM所致COPD的治疗药物的研究现状如下：维生素B可减弱DPM诱导的DNA表观遗传变化，恢复细胞遗传稳定性；[113]omega-3多不饱和脂肪酸能够降低DPM诱导的肺及系统性炎症；[114]含有萜类化合物的精油能够减弱DPM诱导的小鼠急性肺损伤炎症水平，降低炎症损伤；[108]过敏煎合止嗽散及玉屏风散能够改善DPM所致大鼠肺组织炎性浸润、支气管壁增厚、肺泡间隔增生、毛细血管壁增厚情况及TH17/Treg失衡；[115]桔梗总皂苷能够调节DPM诱导的炎性细胞因子而减轻肺组织炎症，下调TGF-β的表达而抑制肺纤维化进程；[116]阿魏酸能够减轻DPM诱导的肺组织氧化损伤，并通过抑制Toll样受体通路减轻炎症反应；[117]红景天可抑制DPM诱导的肺组织炎症及氧化损伤。[118]

三、柚皮苷药理活性研究进展

1. 镇咳作用

咳嗽既是呼吸系统受到刺激时产生的一种防御性反射活动,能够促进呼吸道痰液和异物排出,保持呼吸道清洁与通畅;同时也是病理性的反应,是呼吸疾病中常见的症状,过于频繁或剧烈的咳嗽,会增加患者的痛苦,影响休息和睡眠,增加体力消耗,严重时还会加重心肺功能负担,促进病症的发展,导致其他并发症的产生。对于咳嗽的抑制,从药物对中枢系统产生作用与否可分为两种:中枢性镇咳和外周性镇咳。中枢性镇咳药可以直接抑制延髓咳嗽中枢而产生镇咳作用,其止咳作用强而迅速,同时具有一定的镇痛和镇静作用,但由于其作用部位,药物易产生成瘾性,有较多的禁忌证,因此有一定使用风险;外周性镇咳药可以通过抑制咳嗽反射弧中的感受器、传入神经、传出神经及效应器中的任意环节而起到镇咳作用。

研究发现,柚皮苷的止咳方式不是中枢性镇咳,而是外周性镇咳;能够显著抑制化学刺激和机械刺激引起的豚鼠咳嗽,且对小鼠中枢神经系统、比格犬心血管系统和呼吸系统无不良影响,其镇咳作用主要通过抑制快速适应性肺部牵张受体(RARs)实现。RARs对化学刺激和机械刺激等均有反应,其中以机械刺激敏感为主,因此又称为刺激性感受器。RARs位于喉部和隆突等咳嗽敏感部位,通过有髓鞘的纤维传导,能将机械性和化学性刺激经迷走神经传入脑干,然后由迷走神经内的运动纤维传出,形成咳嗽反射,RARs在咳嗽中的作用地位较明确,通常认为RARs是引起咳嗽反射的主要受体。本团队前期研究发现,柚皮苷的镇咳机制与三磷酸腺苷敏感性钾通道(ATP-sensitive K^+ channels,KATP)开放、C纤维和P物质释放无关,而是通过抑制RARs放电进而产生外周性镇咳。此外,柚皮苷还能激活呼吸道平滑肌上的钾离子通道,引起呼吸道平滑肌舒张,从而显著抑制烟熏所致豚鼠慢性病理性咳嗽及OVA介导的豚鼠CVA疾病。[119-122]

2. 祛痰作用

在各种呼吸系统疾病中,痰液分泌异常是导致病情加剧的主要原因。痰液,按照分泌部位以及黏蛋白含量的不同,分为黏液和浆液。黏液主要由呼吸道上皮杯状细胞以及黏膜下腺黏液性细胞分泌,能够黏附灰尘颗粒、细菌等,在纤毛的推动下排出气道;而浆液主要由黏膜下腺中浆液性细胞所分泌,主要由电解质、有杀菌作用的蛋白以及稀薄的液体构成,主要起杀菌和加强纤毛运动促进黏液排出的作用,是纤毛清除呼吸道尘埃和细菌的介质。在正常生理状态下,黏液和浆液的分泌共同维持呼吸道的湿润与稳定。在呼吸道疾病如COPD、慢性支气管炎、哮喘等病理状态下,各种刺激诱导炎症细胞产生细胞因子,既能够促进呼吸道上皮杯状细胞和黏液性腺细胞的增生与转化,导致黏蛋白分泌增多;又能够抑制膜表面的水通道蛋白表达、促进黏膜下腺肥大,导致呼吸道水的渗透障碍而抑制浆液的分泌,引起气道痰液黏稠不易咳出。

本团队研究发现,柚皮苷具有显著的祛痰作用,其对痰液中的黏液成分与浆液成分均具有调节作用。一方面,能显著抑制 LPS 和 EGF 诱导的气道黏蛋白的合成、分泌以及气道上皮杯状细胞的增生,并在呼吸道上皮细胞模型中抑制黏蛋白高分泌,从而降低黏液黏稠度,具有化痰作用;另一方面,它能通过活化气道上皮细胞基顶膜 CFTR 的表达,促进 Cl^- 分泌到气道腔,进而通过渗透压活化 AQPs 促进气道内浆液分泌,同时上调 LPS 和 DPM 抑制的 CFTR、AQP1 与 AQP5 表达,增加液体向腔体的运输体积进而达到稀释痰液的作用效果。[123-126]

3. 抗炎作用

病理性咳嗽和咯痰是多种呼吸系统疾病的常见症状,常与呼吸系统的炎性刺激有关。因此,抗炎是治疗咳嗽和咯痰的重要措施。

本团队研究发现,柚皮苷具有显著的抗炎作用,其对 LPS 诱导的急性肺部炎症、香烟烟雾暴露诱导的慢性气道炎症均具有很好的抑制作用;不仅对 LPS 诱导的急性肺损伤小鼠急性气道炎症有显著抑制效果,还可以显著抑制烟熏诱导的 COPD 大鼠及豚鼠慢性气道炎症、黏液高分泌、咳嗽高反应性及气道高反应性等 COPD 典型症状,并且其对慢性气道炎症的抑制作用与气道中促炎症消退介质 LXA4 含量呈正相关。一方面,柚皮苷显著抑制肺泡灌洗液中促炎因子 IL-8 水平、减少中性粒细胞浸润,同时抑制抗炎因子 IL-10 的降低,促进 ALX 受体表达;另一方面,柚皮苷具有一定促进炎症消退的作用,可以通过调控 NO 释放和同型半胱氨酸代谢促进炎症消退,在此过程中 Arg1、Bhmt、Gnmt 等可能是药物抗炎的作用靶点。[120-121,127-132]

4. 抗肺纤维化作用

肺纤维化是一种以肺部成纤维细胞过度增殖和活化、细胞外基质沉积并伴有炎症损伤和组织结构破坏为病理特征的间质性肺部疾病,易导致患者呼吸功能丧失甚至衰竭死亡。

本团队研究发现,柚皮苷对肺纤维化具有一定抑制作用。柚皮苷能够抑制百草枯、博莱霉素、肺炎支原体感染所致的鼠肺组织纤维化,在此过程中,其能显著减轻弥漫性肺泡和支气管周围及间质纤维化,减轻肺部胶原沉积,降低肺组织中炎症因子及氧化因子的释放,增加抗氧化酶的活性,从而从多角度发挥其抗肺纤维化作用效果。

5. 抗病毒作用

病毒入侵呼吸系统的临床症状包括发热、咳嗽、肺阻塞、呼吸窘迫、组织炎症浸润、机体乏力、腹泻等，严重者可进展为急性呼吸窘迫综合征、脓毒症休克、难以纠正的代谢性酸中毒和凝血功能障碍。可以看出病毒对呼吸系统的影响是多方面的，既能抑制肺功能，还会引起急性肺损伤。

研究发现，柚皮苷具有增强抗病毒免疫反应的作用。柚皮苷口服后，其有效成分可由肠道微生物群分泌的葡萄糖苷酶水解，并进一步裂解生成对羟基苯丙酸。对羟基苯丙酸作为一种黄酮类化合物的代谢物，可通过增强Ⅰ型干扰素信号的传导，增强巨噬细胞的免疫反应，进而开启和增强整个机体的抗病毒免疫反应；可在感染前增强Ⅰ型干扰素信号传导来预防流感感染，能够有效解决流感病毒极易变异的特点；同时研究表明，对羟基苯丙酸可减少病毒转录，减缓疾病进程，在预防和治疗病毒感染中具有增强免疫反应降低病毒转录的作用。[133] 此外，柚皮苷还能够调控呼吸道浆液和黏液分泌、减少黏蛋白生成、促进纤毛运动，具有改善肺功能、治疗急性肺损伤、止咳平喘的药效，因此对于病毒所引起的其他呼吸系统临床症状都有一定的调节作用，具有抗呼吸系统病毒、增强抗病毒免疫反应的治疗作用。

四、本书主要研究内容

本团队前期研究发现，柚皮苷可显著抑制 COPD 气道炎症。柚皮苷不仅对 LPS 诱导的急性肺损伤小鼠急性气道炎症有显著的抑制效果，还可以显著抑制烟熏诱导的 COPD 大鼠及豚鼠慢性气道炎症、黏液高分泌、咳嗽高反应性及气道高反应性等 COPD 典型症状。一方面，柚皮苷显著抑制 BALF 中促炎因子 IL-8 水平、减少中性粒细胞浸润，同时抑制抗炎因子 IL-10 的降低，促进 ALX 受体表达；另一方面，柚皮苷可以通过调控炎症介质一氧化氮释放和促氧化因子同型半胱氨酸代谢，发挥减轻肺部炎症及肺组织损伤、促进炎症消退作用，其对慢性气道炎症的抑制作用与气道中促炎症消退介质的含量呈正相关。[120,128-129] 然而，针对 COPD 的治疗需从多角度进行全方位药效评价，包括肺功能、组织炎症、氧化损伤、痰液分泌等方面。本团队前期已考察了 DPM 和柚皮苷对小鼠肺组织浆液及黏液分泌的调控效果及机制，发现 DPM 引起的呼吸道浆液分泌异常主要表现在组织肺水肿升高、黏蛋白分泌增加及 CFTR、AQP1 与 AQP5 离子水分转运通道表达降低等方面，柚皮苷能够逆转 DPM 对呼吸系统浆液分泌的损伤。而柚皮苷对 DPM 所致肺功能异常、组织炎症、氧化损伤的调控作用及机制尚未深入研究。

柴油颗粒物（diesel particulate matter，DPM）是大气颗粒物污染的主要成分，也是 PM 2.5 的重要来源，其成分及含量已知，易于进行重复实验，故可用 PM 2.5 模拟 DPM，以考察 DPM 诱导的 COPD 疾病进展及柚皮苷在此过程中的作用。

本书主要研究 DPM 诱导小鼠 COPD 的发病机制及柚皮苷在此过程中的调控作用。在前期研究的基础上，通过建立 DPM 诱导的小鼠 COPD 模型，从肺功能障碍、组织炎症、氧化损伤、组织纤维化、潜在细胞癌变这五个方面入手，采用转录组差异基因 GO 及 KEGG 富集分析判断 DPM 和药物的调控功能及作用通路，同时采用组间差异基因交集趋势分析筛选柚皮苷对 DPM 诱导 COPD 的潜在调控关键基因，在此基础上考察 DPM 诱导的 COPD 小鼠的肺功能、血液细胞数量、肺组织结构、炎症因子表达及分布等相关指标，同时使用分子生物学技术测定筛选的潜在调控关键基因及其调控相关基因在小鼠肺组织中的 mRNA 表达变化和在人呼吸道上皮细胞中的蛋白表达变化，以验证筛选结果并考察柚皮苷调控作用机制。

  本书探讨柚皮苷对 DPM 诱导 COPD 的调控作用及机制，为系统研究柚皮苷的药理活性及其临床应用提供了新思路与科学依据，为相关疾病的治疗提供了有效策略，其研究结果对柚皮苷的深度开发及相关疾病的治疗具有积极意义。

第二章 柚皮苷对DPM诱导小鼠COPD肺组织转录组表达的调控作用研究

第一节 研究概述

转录组测序（RNA-seq）具有通量高、可检测范围广、重复性高以及定量准确等优点，因此适用于多种物种。RNA-seq 测序针对样本中的 mRNA 进行高通量测序，可以根据样本设计进行差异比较和差异基因的功能富集分析，从而找出与调控机制相关的基因及通路。基于 RNA-seq 数据，可以对选择的分组样本进行样本关系分析，根据基因名称或功能筛选出基因或序列信息，对比较组样本进行差异分析，对选定的基因集或差异分析结果集进行 GO、KEGG 富集分析。目前已有很多研究人员应用 RNA-seq 技术来探索同一物种生物体受不同处理所引起的基因表达差异，以此判断其处理对该生物体基因转录表达的影响。

本团队前期研究发现，柚皮苷能显著抑制 COPD 气道炎症。柚皮苷不仅对 LPS 诱导的急性肺损伤小鼠急性气道炎症有显著的抑制效果，还可显著抑制烟熏诱导的 COPD 大鼠及豚鼠慢性气道炎症、黏液高分泌、咳嗽高反应性及气道高反应性等 COPD 典型症状。一方面，柚皮苷显著抑制 BALF 中促炎因子 IL-8 水平、减少中性粒细胞浸润，同时抑制抗炎因子 IL-10 水平的降低，促进 ALX 受体表达；另一方面，柚皮苷可以通过调控炎症介质一氧化氮释放和促氧化因子同型半胱氨酸代谢，发挥减轻肺部炎症及肺组织损伤、促进炎症消退的作用，其对慢性气道炎症的抑制作用与气道中促炎症消退介质的含量呈正相关。[120,128-129] 但目前尚未从转录组角度研究柚皮苷对 COPD 肺组织基因表达的整体调控作用，因此有必要加以研究。

第二节 实验研究

本节实验对 40 d 造模及给药处理的 4 组动物肺组织进行总 RNA 提取，建立 cDNA 文库并测序，以得到样本中所有蛋白编码基因的表达量；再分别进行两两组间的差异表达及趋势分析，以获得不同样本间差异表达 mRNA 基因集及表达量变化关系；对此进行通路富集分析，并筛选关键调控基因，考察 DPM 及柚皮苷对这些通路的调控作用。

【实验材料】

（一）试剂与材料

试剂与实验材料见表 2-1。

表 2-1 试剂与材料

名　称	备　注	来　源
柚皮苷	纯度≥98.3%	由本团队制备
Diesel particulate matter	DPM，柴油颗粒物标准品，货号：SRM2975	NIST（Gaithersburg, MD, USA）
罗氟司特（Roflumilast）	纯度≥99%	湖北远成赛创科技有限公司（武汉，中国）
反转录试剂盒	GoScript™ Reverse Transcription System	Promega（USA）
qPCR 试剂盒	GoTaq® qPCR Master Mix	Promega（USA）

（二）实验动物

ICR 小鼠：体重 20 g 左右，雄性，购自广东省医学实验动物中心（广州，中国），用于 DPM 诱导肺损伤动物模型的构建。小鼠饲养条件：12 h 日夜交替，温度 21 ℃，湿度 60%，自由采食。实验遵循《中山大学生命科学学院实验动物伦理委员会章程》，实验过程尽量减少动物疼痛。

【实验方法】

（一）ICR 小鼠分组及肺部 DPM 滴注

实验采用 DPM 致小鼠肺损伤模型，运用小鼠气道滴注技术，考察柚皮苷在 DPM 的刺激下对 ICR 小鼠肺功能、血液白细胞分类计数、肺组织 HE 染色、肺组织免疫组化（IL-8、NF-κB、TNF-α）、关键 mRNA 表达的调控作用。具体操作步骤如下：

1. 小鼠分组

待小鼠进入饲养笼，稳定喂养一周后随机分成 6 组，每组 8 只，分别用于 40 d 造模及给药。48 只造模给药 40 d，分 6 组，每组 8 只，包括空白对照组、DPM 造模组、DPM + 柚皮苷（30 mg/kg）组、DPM + 柚皮苷（60 mg/kg）组、DPM + 柚皮苷（120 mg/kg）组、DPM + 罗氟司特（5 mg/kg）组；其中每组 3 只用于肺功能测定，3 只用于肺组织 HE 染色、免疫组化及关键调控因子 mRNA 表达检测，以上 6 只小鼠均进行眼眶采血以收集小鼠全血用于细胞分类计数，另 2 只备用以防止给药造模操作所导致的小鼠意外死亡。

2. 药物配制

将柚皮苷溶于生理盐水中配制 3 个浓度，浓度分别为 3.75 mg/mL、7.5 mg/mL、15 mg/mL，各配制 40 mL，超声振荡成混悬液后置于 4 ℃保存，使用前 37 ℃超声振荡 30 min；将罗氟司特溶于生理盐水中配制成浓度为 0.625 mg/mL 的混悬液，配制 40 mL，超声振荡混悬后置于 4 ℃保存，使用前 37 ℃超声振荡 30 min；将 DPM 溶于生理盐水中配制成浓度为 10 mg/mL 的混悬液，配制 8 mL，超声振荡混悬后置于 4 ℃保存，使用前 37 ℃超声振荡 30 min。

3. 小鼠给药

各组小鼠分别灌胃给药，每只灌胃体积 200 μL，其中空白对照组、DPM 造模组灌胃给予等体积生理盐水。灌胃 1 h 后，腹腔注射 10% 水合氯醛，将小鼠麻醉，45°角仰卧于斜架上。使用压舌片将小鼠口腔打开，找到声门处，采用特制微量进样注射器经声门插入气管至肺部，滴注 DPM（50 μL/只）。保持 1~2 min，使 DPM 均匀扩散。滴注造模后，按分组连续灌胃给药 40 d，每天 1 次，于实验第 40 d 给药 1 h 后处理小鼠进行检测。每组小鼠随机 3 只用于肺功能测定、mRNA 组学分析及关键调控因子 mRNA 表达检测，3 只用于肺组织 HE 染色及免疫组化，以上 6 只小鼠均进行眼眶采血以收集小鼠全血用于细胞分类计数。按小鼠测定指标进行实验操作。

（二）小鼠肺组织转录 RNA 组学分析

将测定肺功能的小鼠脱颈处死后，分 4 组进行 mRNA 组学分析，每组 3 只，分组为空白对照组、DPM 造模组、DPM + 柚皮苷（120 mg/kg）组、DPM + 罗氟司特（5 mg/kg）组。

1. 小鼠肺组织 RNA 提取及检测

分离小鼠肺组织，将左右肺叶分别剪下，用生理盐水清洗后，置于液氮速冻后保存于 -80 ℃。取右肺组织用于 mRNA 组学分析。

在 RNAiso Plus 试剂中将其剪碎，静置 30 min，使组织充分裂解；加入氯仿抽提细胞 RNA；离心取上清，加等量异丙醇沉淀 RNA；75% 乙醇（DEPC 处理水配制）润洗 RNA；RNase-free 水溶解 RNA；进行 RNA 纯度与浓度检测：使用 NanoDrop 2000 分光光度计初步定量并检测其纯度，使用 Agilent 2100 RNA 6000 Nano kit

精确定量浓度；待检测浓度大于等于 70 ng/μL 且 RIN 值大于等于 7 时，表明样本无 DNA、杂质污染，同时无降解或者轻微降解，能够满足 2 次或者 2 次以上建库用量，开始进行文库构建。

2. cDNA 文库构建及质检

（1）通过带有 Oligo（dT）的磁珠富集具有 polyA 尾巴的真核 mRNA，用超声波把 mRNA 打断。

（2）以片段化的 mRNA 为模板，随机寡核苷酸为引物，在 M-MuLV 逆转录酶体系中合成 cDNA 第一条链，随后用 RNaseH 降解 RNA 链，并在 DNA polymerase I 体系下，以 dNTPs 为原料合成 cDNA 第二条链。

（3）纯化后的双链 cDNA 经过末端修复、加 A 尾并连接测序接头，用 AMPure XP beads 筛选 200 bp 左右的 cDNA，进行 PCR 扩增并再次使用 AMPure XP beads 纯化 PCR 产物，终获得文库。

（4）为保证测序质量，采用指控把关文库的构建质量，检测标准如下：①琼脂糖凝胶电泳：分析样品 RNA 完整性及是否存在 DNA 污染。②NanoPhotometer spectrophotometer：检测 RNA 纯度（$OD_{260/280}$ 及 $OD_{260/230}$ 比值）。③Qubit 2.0 Fluorometer：RNA 浓度精确定量。④Agilent 2100 bioanalyzer：精确检测 RNA 完整性。

（5）待文库构建并检测质量后，进行后续研究。

3. 上机测序

文库检测合格后，按照有效浓度及目标下机数据量的需求，将不同文库 pooling 至 flowcell，cBOT 成簇后使用 Illumina 高通量测序平台（HiSeq/MiSeq）进行测序，随后利用生物信息学手段对质控得到的数据进行分析。

4. 差异表达基因筛选

差异分析是对组间基因表达量的差异做统计分析。统计每个样品 count 值，采用 TMM 方法对 read count 数据进行标准化处理，使用 EdgeR 进行差异表达分析，在不同样本组差异表达 RNA 检测过程中，差异倍数（fold change）表示两样品表达量的比值，将 fold change ≥ 1.5 且 FDR < 0.05 作为筛选标准，筛选出差异表达基因。

5. 差异表达基因 GO 及 KEGG 通路富集分析

利用数据库对差异基因进行 GO 及 KEGG 通路富集分析，筛选出在差异基因中显著性富集的基因及通路。

【实验结果】

(一) 组间差异基因表达筛选

本节实验采用 RNA-seq 技术检测各组间（Control vs. DPM；DPM vs. Naringin；DPM vs. Roflumilast；Roflumilast vs. Naringin）基因表达差异，筛选条件为：软件选择 edgeR；FDR 值 0.05；差异倍数≥1.5。结果见图 2-1。40 d 造模及给药处理后，各组间差异基因变化明显。DPM 组与 Control 组相比，共筛选出 350 个差异基因，其中上调 200 个，下调 150 个；Naringin 组与 DPM 组相比，共筛选出 87 个差异基因，其中上调 59 个，下调 28 个；Roflumilast 组与 DPM 组相比，共筛选出 79 个差异基因，其中上调 50 个，下调 20 个；Naringin 组与 Roflumilast 组相比，共筛选出 17 个差异基因，其中上调 6 个，下调 11 个。

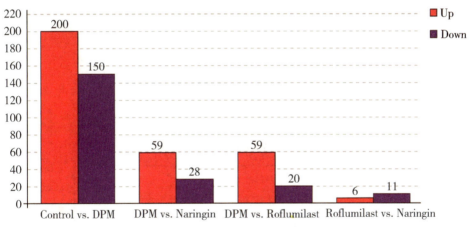

图 2-1　组间差异基因统计

(二) 各组间差异基因交集分析

通过对各对照组 vs. 比较组（Control vs. DPM；DPM vs. Naringin；DPM vs. Roflumilast）进行交集分析，发现各比较组间存在交集基因。结果（图 2-2）表明，Control vs. DPM 与 DPM vs. Naringin 相比有 31 个相同的差异基因；Control vs. DPM 与 DPM vs. Roflumilast 相比有 26 个相同的差异基因；DPM vs. Naringin 与 DPM vs. Roflumilast 相比有 24 个相同的差异基因；3 个比较组相比（Control vs. DPM 及 DPM vs. Naringin 及 DPM vs. Roflumilast）共有 11 个相同的差异基因。

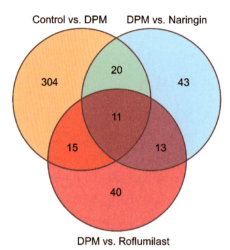

图2-2 组间差异基因交集

(三) 组间差异基因 GO 分析

1. DPM 组与 Control 组比较

将 DPM 组与 Control 组比较,共筛选出 350 个差异基因,其差异分布见 DPM 差异基因分布(图 2-3)。

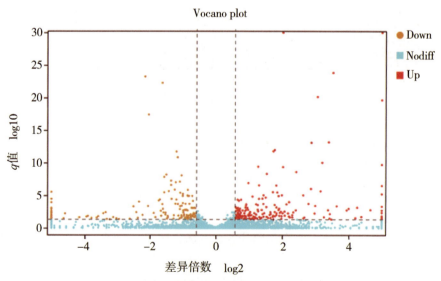

图2-3 对照组与 DPM 组差异基因分布

将差异基因按照三大功能板块进行二级分类,包括生物学过程(biological process,BP)、分子功能(molecular function,MF)和细胞组分(cellular component，CC），每个功能板块各筛选前十项进行分析。结果发现，DPM 刺激肺组织 40 d 后，差异基因影响广泛。从 BP 方面分析：差异集中于细胞对于外来刺激物 DPM 的应激反应，包括免疫及炎症反应，其中与免疫系统调控相关性较明显。从 MF 方面分析：差异集中于受体结合，涉及趋化因子、免疫球蛋白、G 蛋白偶联、细胞因子、Toll 样受体等相关调控通路。从 CC 方面分析：差异集中于细胞外及膜面，推测 DPM 主要通过胞外信号通路影响胞内信号转导，调控涉及免疫球蛋白、肌细胞及外泌体。结果见图 2-4 至图 2-6。

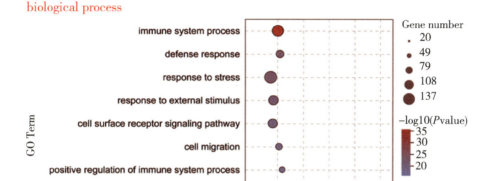

图 2-4　对照组与 DPM 组差异基因 GO 分析（生物学过程）

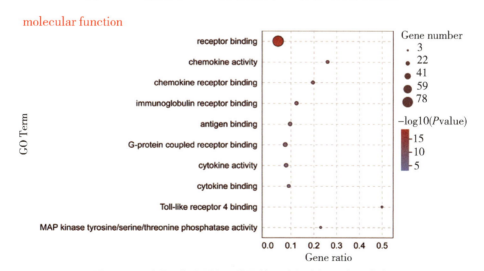

图 2-5　对照组与 DPM 组差异基因 GO 分析（分子功能）

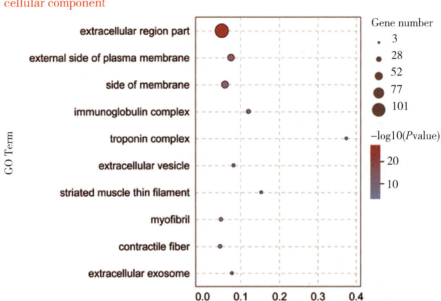

图 2-6 对照组与 DPM 组差异基因 GO 分析（细胞组分）

2. Naringin 组与 DPM 组比较

将 Naringin 组与 DPM 组比较，共筛选出 87 个差异基因，其差异分布见 DPM 组与柚皮苷组差异基因分布（图 2-7）。

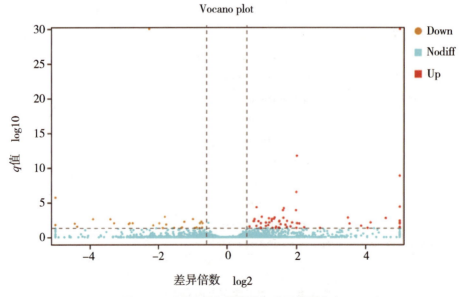

图 2-7 DPM 组与柚皮苷组差异基因分布

将差异基因按照三大功能板块进行二级分类，每个功能板块各筛选前十项进行分析。结果发现，DPM 刺激肺组织同时给药 Naringin 治疗 40 d 后，差异基因影响广泛。从 BP 方面分析：差异集中于调控细胞对外来有机物及细菌刺激的应激防御反应，包括免疫及炎症反应的调控。从 MF 方面分析：差异集中于细胞因子、趋化因子、酶活性的调控，涉及功能包括肌张力收缩、液体分泌、炎症调控等。从 CC 方面分析：差异多集中于细胞外及膜面，通过胞外信号通路影响胞内信号转导，与 DPM 主要影响区域相同。结果见图 2-8 至图 2-10。

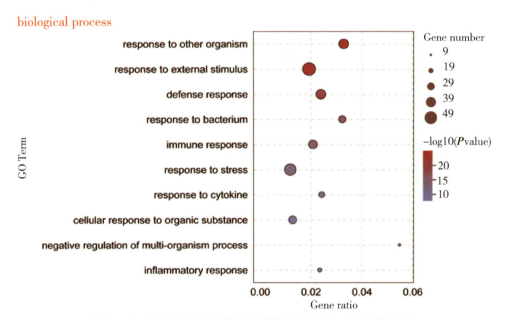

图 2-8　DPM 组与柚皮苷组差异基因 GO 分析（生物学过程）

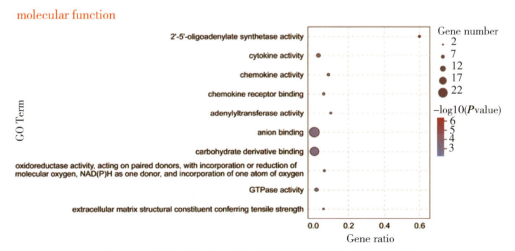

图 2-9　DPM 组与柚皮苷组差异基因 GO 分析（分子功能）

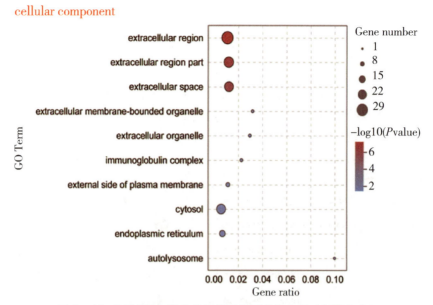

图 2-10　DPM 组与柚皮苷组差异基因 GO 分析（细胞组分）

3. Roflumilast 组与 DPM 组比较

将 Roflumilast 组与 DPM 组比较，共筛选出 79 个差异基因，其差异分布见 DPM 组与罗氟司特组差异基因分布（图 2-11）。

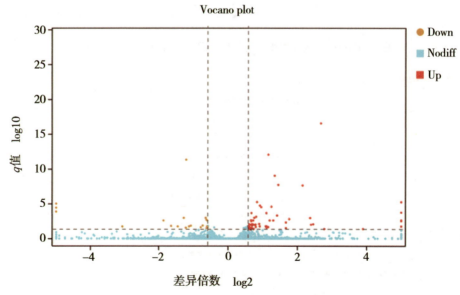

图 2-11　DPM 组与罗氟司特组差异基因分布

将差异基因按照三大功能板块进行二级分类，每个功能板块各筛选前十项进行分析。结果发现，DPM 刺激肺组织同时给药 Roflumilast 治疗 40 d 后，差异基因影响广泛。从 BP 方面分析：差异集中于调控细胞对外来刺激物 DPM 的应激反应，包括免疫反应及对基因表达的调控。从 MF 方面分析：差异集中于对细胞基因表达的调控作用。从 CC 方面分析：差异集中于细胞外及膜面，调控包括膜蛋白及膜固定蛋白，以顶膜调控为主。结果见图 2 – 12 至图 2 – 14。

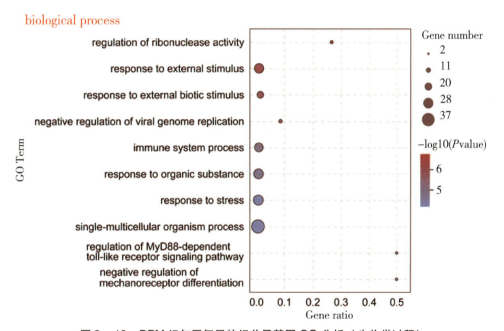

图 2 – 12　DPM 组与罗氟司特组差异基因 GO 分析（生物学过程）

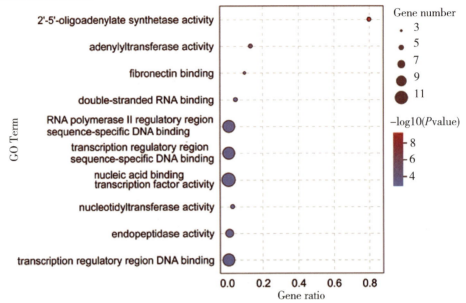

图 2-13 DPM 组与罗氟司特组差异基因 GO 分析（分子功能）

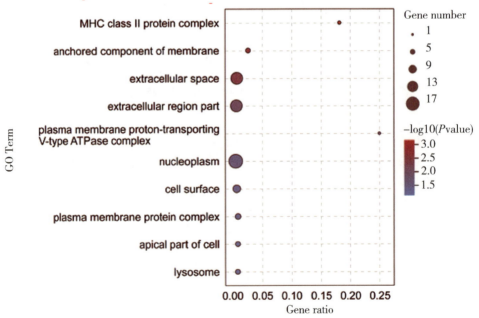

图 2-14 DPM 组与罗氟司特组差异基因 GO 分析（细胞组分）

4. Naringin 组与 Roflumilast 组比较

将 Naringin 组与 Roflumilast 组相比,共筛选出 17 个差异基因,其中上调 6 个,下调 11 个。其差异分布见柚皮苷组与罗氟司特组差异基因分布(图 2-15)。

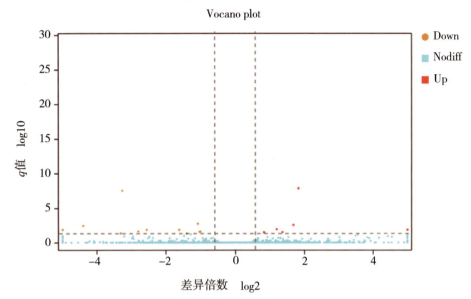

图 2-15 柚皮苷组与罗氟司特组差异基因分布

将差异基因按照三大功能板块进行二级分类,每个功能板块各筛选前十项进行分析。结果发现,DPM 刺激肺组织同时给药 Naringin 与同时给药 Roflumilast 治疗 40 d 后,差异基因不多。从 BP 方面分析:差异集中于调控机体免疫反应,特别涉及 B 细胞相关的免疫调控及吞噬作用。从 MF 方面分析:差异集中于免疫球蛋白、DNA 甲基化、离子通道、氧化还原酶的调控作用。从 CC 方面分析:差异集中于细胞外及膜面,涉及细胞受体、离子通道、细胞连接等。结果见图 2-16 至图 2-18。

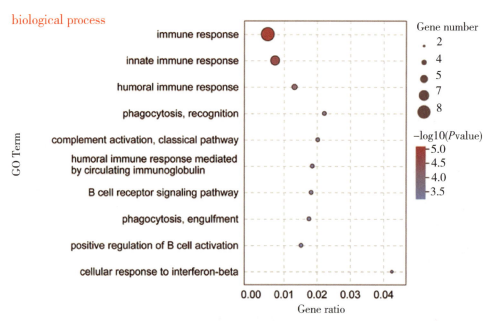

图 2-16　柚皮苷组与罗氟司特组差异基因 GO 分析（生物学过程）

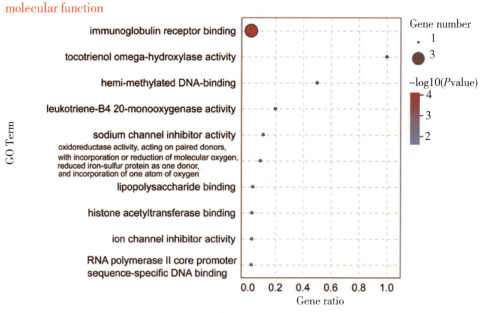

图 2-17　柚皮苷组与罗氟司特组差异基因 GO 分析（分子功能）

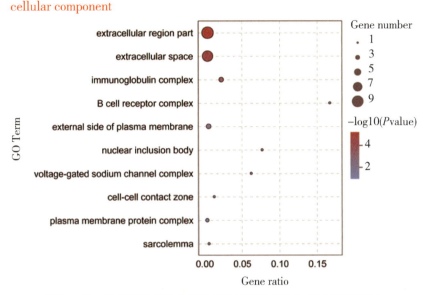

图 2-18 柚皮苷组与罗氟司特组差异基因 GO 分析（细胞组分）

（四）组间差异基因 KEGG 分析

1. DPM 组与 Control 组比较

使用 KEGG 分析 Control 与 DPM 两组间差异表达基因中存在的显著富集的代谢通路注释，筛选前十项进行分析。结果（图 2-19）表明，与对照组比较，DPM 刺激所引起的差异基因通路多富集于细胞因子与细胞因子受体的相互作用、趋化因子信号通路、补体和凝血级联、IL-17 信号通路、百日咳、cAMP 信号通路、p53 信号通路、癌症中的转录失调、Toll 样受体信号通路、NF-κB 信号通路等。以上涉及的通路与呼吸道疾病、癌症等发病机制相关。

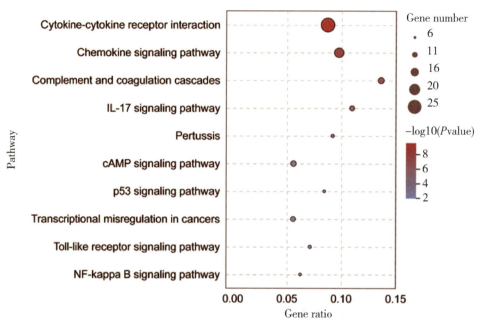

图 2-19 对照组与 DPM 组差异基因 KEGG 分析

细胞因子与细胞因子受体的相互作用中差异基因富集明显（图 2-20）。细胞因子是可溶性的细胞外蛋白或糖蛋白，参与先天性以及适应性炎症宿主防御、细胞生长、分化、细胞死亡、血管生成等生物过程。细胞因子是应激的响应，通过与靶细胞表面特定受体结合而诱导应答。提示 DPM 能够引起肺组织机体防御，影响细胞生长分化及凋亡的过程。

趋化因子信号通路中差异基因富集明显（图 2-21）。趋化因子为细胞运输提供方向，可以调节细胞活化、分化和存活；可以在炎症及免疫反应中募集白细胞。趋化因子信号由免疫细胞上表达的趋化因子受体（G 蛋白偶联受体）转导。这提示 DPM 能够引起肺组织机体白细胞升高，引起组织炎症及免疫反应，进而调节细胞活化、分化及存活。

补体和凝血级联中差异基因富集明显（图 2-22）。补体和凝血级联是血浆中的蛋白水解级联反应，是先天免疫的介体，涉及许多生理和病理过程，包括血压和钠稳态的调节、炎症过程以及心血管保护作用。提示 DPM 能够引起肺组织机体先天免疫反应。

癌症转录失调中差异基因富集明显（图 2-23）。在肿瘤细胞中，编码转录因子（transcription factors，TFs）的基因通常会通过染色体易位和倒置进行扩增、缺失、重排，或发生导致功能获得或丧失的点突变，从而促进肿瘤发展。提示 DPM 能够引起肺组织病变，诱发癌细胞。

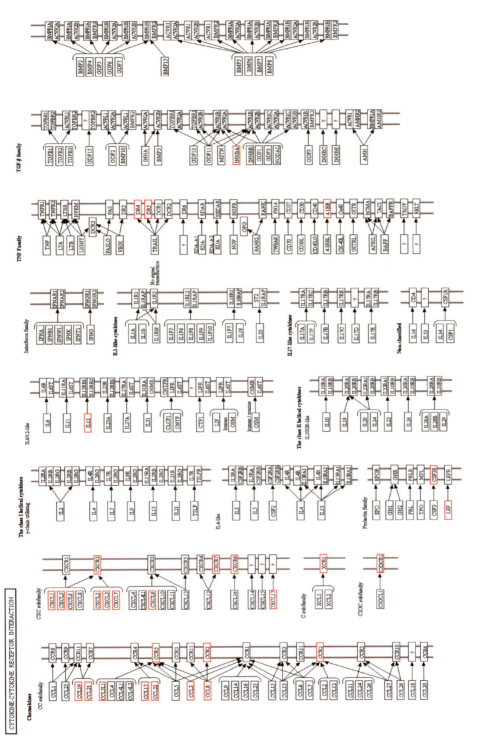

图2-20 差异基因富集于细胞因子与细胞因子受体的相互作用

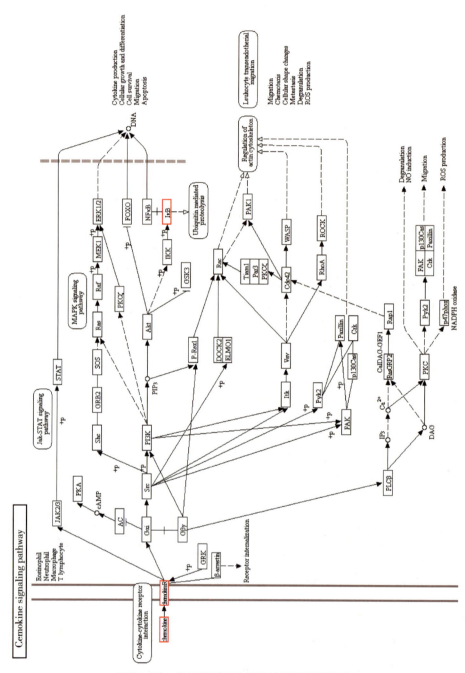

图 2-21 差异基因富集于趋化因子信号通路

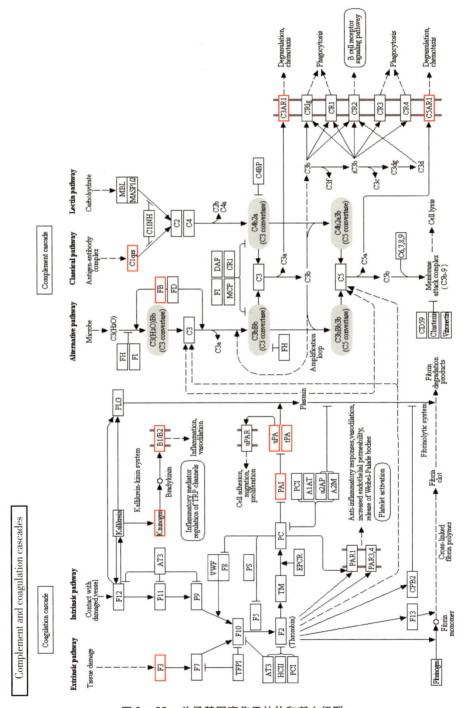

图2-22 差异基因富集于补体和凝血级联

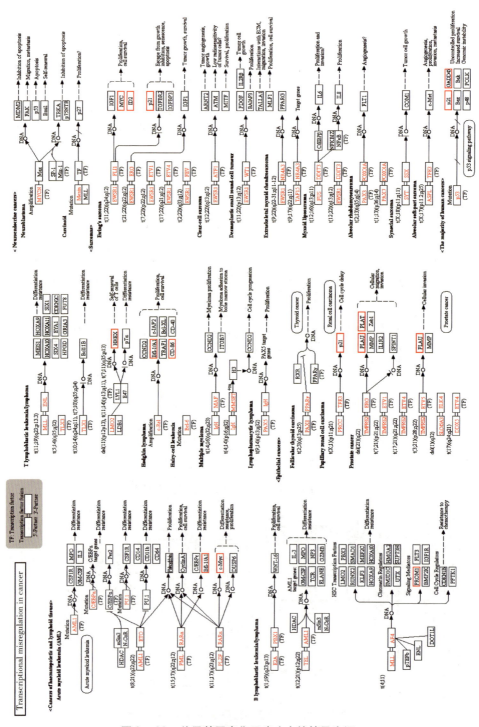

图2-23 差异基因富集于癌症中的转录失调

2. Naringin 组与 DPM 组比较

使用 KEGG 分析 DPM 与 Naringin 两组间差异表达基因中存在的显著富集的代谢通路注释，筛选前十项进行分析。结果（图 2-24）表明，与 DPM 刺激组比较，口服柚皮苷所引起的差异基因通路多富集于细胞因子与细胞因子受体的相互作用、NOD 样受体信号通路、Toll 样受体信号通路、趋化因子信号通路、NF-κB 信号通路、哮喘、Apelin 信号通路、昼夜节律、Jak-STAT 信号通路、PI3K-Akt 信号通路等。以上涉及的通路与呼吸肌张力收缩、液体分泌、免疫炎症调控等肺功能指标相关。

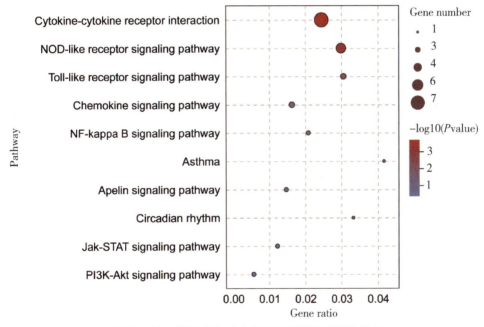

图 2-24　DPM 组与柚皮苷组差异基因 KEGG 分析

NOD 样受体信号通路中差异基因富集明显（图 2-25）。NOD 样受体信号通路能够参与胞内配体识别，产生先天性免疫应答。一方面，驱动 NF-κB 和 MAPK 活化、细胞因子产生和凋亡；另一方面，诱导 caspase-1 活化，调节促炎性细胞因子 IL-1β、IL-18 的成熟并驱动细胞凋亡。提示柚皮苷能够引起肺组织先天性免疫应答，调控炎症因子表达和释放，进而从免疫及炎症两个方面调控 DPM 所致的 COPD。

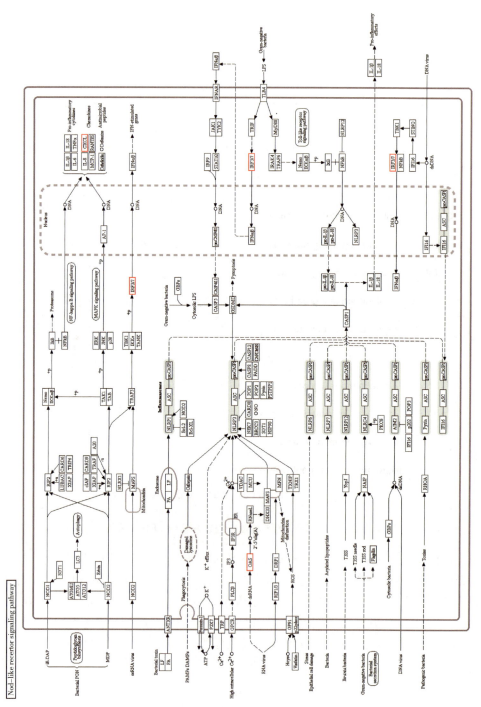

图 2-25 差异基因富集于 NOD 样受体信号通路

Toll 样受体信号通路中差异基因富集明显（图 2-26）。Toll 样受体是膜结合受体，在先天免疫细胞上表达。它分为两种：① MyD88 依赖性通路，可快速激活 NF-κB 和 MAPK 产生促炎性细胞因子。② MyD88 非依赖性通路，与 IFN-β 和 IFN 诱导基因的调控有关。

趋化因子信号通路中差异基因富集明显。趋化因子能够募集白细胞，调控细胞活化、分化和存活。前期有文献证明，柚皮苷能够通过 Toll-like receptor 4-MyD88-TNF receptor-associated factor 6（TRAF6）path way-MAPK/NF-κB 调控通路发挥抗炎作用。[134]其结果与通路富集一致，提示柚皮苷能够通过 Toll 样受体信号通路及调控趋化因子调控组织炎症反应，起到抗炎效果。

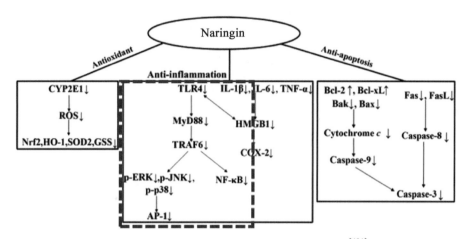

图 2-26　柚皮苷对 Toll 样受体信号通路的调控[134]

细胞因子中差异基因富集明显（图 2-27）。一方面，细胞因子可参与转录调节，影响基因 mRNA 表达；有研究表明，柚皮素可以显著降低升高的促炎细胞因子，如 IL-1β、IL-6、TNF-α 和 NF-κB mRNA 的表达水平。[135]另一方面，细胞因子可参与转录后调节；有研究表明，柚皮苷能通过调节溶酶体功能来抑制细胞因子的产生，增强细胞因子的降解。[136]其结果与通路富集一致，提示柚皮苷可以作为免疫调节剂调控炎症相关 COPD 疾病。

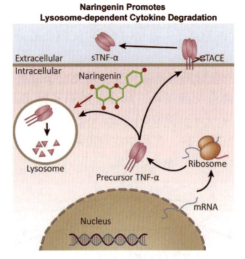

图 2 - 27　柚皮素对细胞因子的调控[137]

NF-κB 信号通路及 PI3K-Akt 信号通路中差异基因富集明显（图 2 - 28）。两条通路均在炎症反应中起重要作用，有研究表明柚皮苷能够通过激活 PI3K/Akt 信号通路抑制 NF-κB 核转运，进而降低组织炎症。此外，NF-κB 信号通路在黏蛋白 MUC5AC 表达中起调控作用，能影响痰液黏稠度；NF-κB 通路的激活能够增加黏蛋白分泌。本团队研究发现，DPM 能够引起小鼠痰液分泌异常增加黏蛋白表达，柚皮苷能够抑制 DPM 诱导的小鼠肺 MUC5AC 及总蛋白分泌增加，从而发挥降低黏蛋白表达、改善浆液黏度的效果，起到祛痰的作用，其原因与柚皮苷具有抑制 NF-κB 信号通路的作用相关。此结果与通路富集一致，提示柚皮苷在 DPM 诱导的 COPD 中能够抑制炎症损伤，减少痰液分泌，具有治疗潜力。

3. Roflumilast 组与 DPM 组比较

使用 KEGG 分析 DPM 组与 Roflumilast 组两组间差异表达基因中存在的显著富集的代谢通路注释，筛选前十项进行分析。结果（图 2 - 29）表明，与 DPM 刺激组比较，口服罗氟司特所引起的差异基因通路多富集于甲型流感、吞噬体、Th1 和 Th2 细胞分化、NOD 样受体信号通路、结核、哮喘、抗原处理和展示、细胞黏附分子（CAMs）、癌症中的转录失调、昼夜节律等。以上通路涉及昼夜节律、吞噬、炎症、免疫等生理过程，相关富集趋向于药物治疗的 COPD 疾病特征。

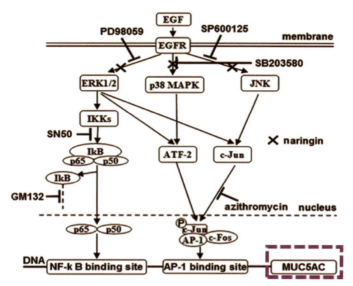

图 2-28 柚皮苷对 NF-κB 信号通路及 PI3K-Akt 信号通路的调控[138]

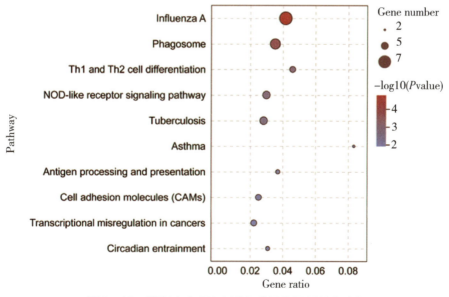

图 2-29 DPM 组与罗氟司特组差异基因 KEGG 分析

吞噬体中差异基因富集明显（图2-30）。吞噬作用是细胞吸收相对较大颗粒的过程，是组织重塑、炎症和抵抗传染源的主要机制。当吞噬细胞表面上的特定受体识别颗粒表面上的配体时，就会形成吞噬体并获得消化特性。提示罗氟司特治疗COPD药效作用可能与吞噬体有一定相关性。

NOD样受体信号通路中差异基因富集明显。NOD样受体信号通路参与胞内配体识别，产生先天性免疫应答。提示罗氟司特能够引起肺组织先天性免疫应答，调控炎症因子表达和释放，进而从免疫及炎症两个方面调控DPM所致的COPD。

Th1和Th2细胞分化中差异基因富集明显。机体能够通过不同的效应T辅助细胞谱系对不同种类的微生物进行免疫，包括1型和2型T辅助细胞。Th1/Th2之间的平衡决定了对疾病状态的敏感性；其中Th2细胞发育不良会导致过敏，而Th1反应过度活跃可能导致自身免疫。提示罗氟司特能够通过调控Th1和Th2细胞分化影响机体免疫应答，发挥对DPM诱导COPD的调控作用。

昼夜节律中差异基因富集明显（图2-31）。昼夜节律性是一种基本属性，内部生物钟的周期通过重复出现的外源信号而被带入，从而使生物体的内分泌和行为节律与环境同步，其节律紊乱与多种代谢疾病发病相关。提示罗氟司特能够通过调控昼夜节律改善肺组织细胞功能及分泌影响疾病进程。

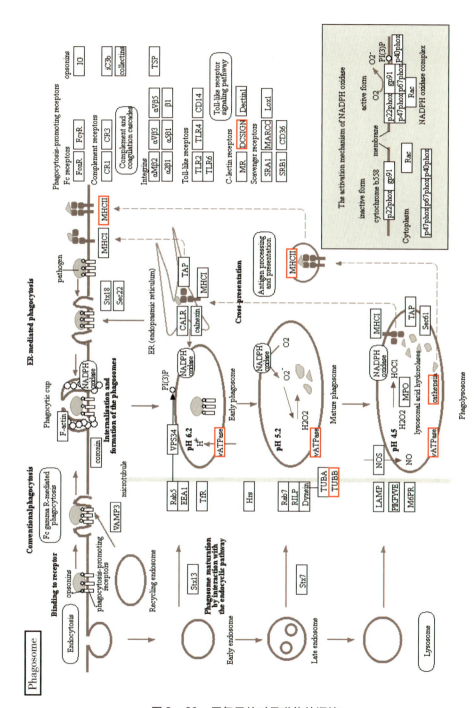

图 2-30 罗氟司特对吞噬体的调控

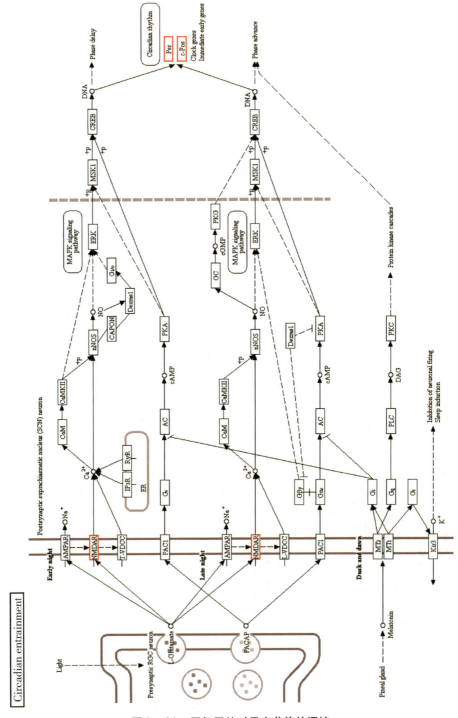

图 2-31 罗氟司特对昼夜节律的调控

4. Naringin 组与 Roflumilast 组比较

使用 KEGG 分析 Naringin 与 Roflumilast 两组间差异表达基因中存在的富集代谢通路注释；由于筛选要求高差异基因数量少，仅有 4 条相关 KEGG 通路被富集。结果（图 2-32）表明，与口服罗氟司特比较，口服柚皮苷所引起的差异基因通路多富集于 NOD 样受体信号通路、花生四烯酸代谢、Apelin 信号通路、结核。以上涉及的通路与先天性免疫应答、内皮细胞的增殖、迁移、分化及平滑肌细胞的增殖相关。提示柚皮苷与罗氟司特相比在以上几个方面可能具有更广泛的调控作用。

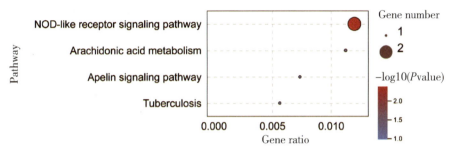

图 2-32 柚皮苷组与罗氟司特组差异基因 KEGG 分析

富集到的 NOD 样受体信号通路中所包含的两个基因均与胞内配体识别、先天性免疫应答相关。IFI16（gamma-interferon-inducible protein 16，γ 干扰素诱导蛋白 16）存在于淋巴细胞，能够抑制转录并调节细胞增殖、老化及肿瘤发生 CAMP（cathelicidin antimicrobial peptide，抗菌肽），具有选择性免疫激活和调节功能。结果（图 2-33）表明：柚皮苷与罗氟司特比较，在机体免疫调控方面具有差异。

富集到的 Apelin 信号通路包含 EGR-1（early growth response protein 1，早期生长反应蛋白 1）基因。它能够调节内皮细胞的增殖、迁移、分化及平滑肌细胞的增殖，进而影响肺功能。结果（图 2-34）表明：柚皮苷与罗氟司特比较，在内皮及平滑肌相关的肺功能调控方面具有差异。

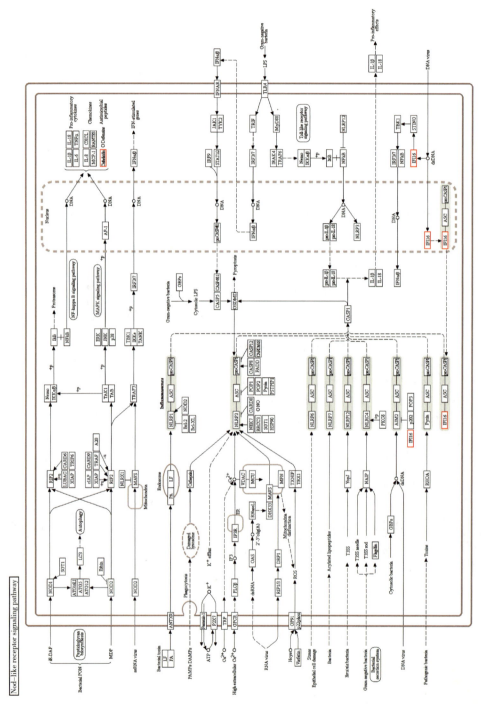

图 2-33　柚皮苷和罗氟司特差异基因对 NOD 样受体信号通路的调控

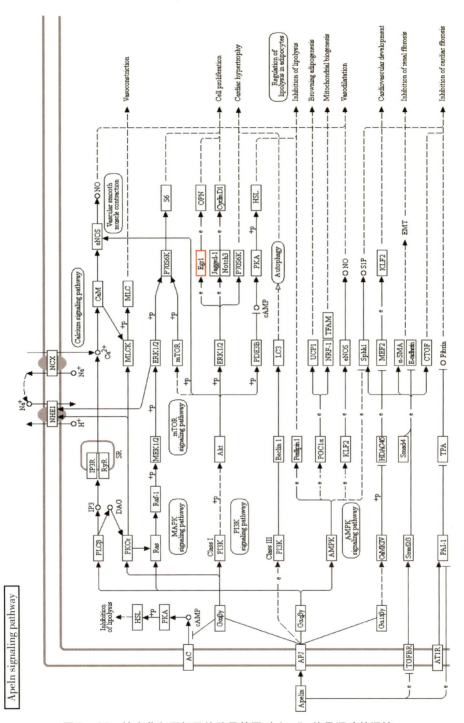

图2-34 柚皮苷和罗氟司特差异基因对 Apelin 信号通路的调控

（五）组间差异基因差异倍数 TOP30 分析

1. DPM 组与 Control 组比较

筛选 Control 组与 DPM 组两组间差异基因差异倍数最高的 30 个基因进行分析，判断 DPM 对肺组织影响最显著的基因功能及通路。结果发现，影响前 30 的基因中有 13 个上调，17 个下调；各基因名称及差异倍数见图 2 - 35。

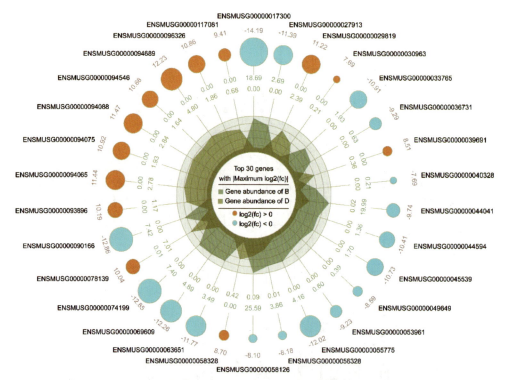

图 2 - 35　对照组与 DPM 组组间差异倍数最高的 30 个基因

将上述 30 个差异基因进行 GO 富集分析。结果发现，与对照组比较，DPM 刺激肺组织引起基因表达变化最显著的 30 个基因集中于循环的免疫球蛋白复合物、免疫球蛋白受体结合、吞噬识别、B 细胞受体信号通路、吞噬、体液免疫反应、蛋白质激活级联、B 细胞活化的正调控、对细菌的防御反应、细胞外区域部分。说明外来刺激物 DPM 对肺组织细胞所产生的显著基因调控多为应激反应，包括机体免疫反应、细胞识别、吞噬、B 细胞调控、胞外区域调控。提示 DPM 对肺组织的影响与机体免疫反应有高度相关性。

将上述 30 个差异基因进行 KEGG 富集分析，筛选影响显著的代谢通路注释。结果表明，与对照组比较，DPM 刺激肺组织引起基因表达变化最显著的 30 个基因富集于紧密连接、钙信号通路、cAMP 信号通路、百日咳、NF-κB 信号通路、昼夜节律、磷脂酰肌醇信号系统、TRP 通道的炎性介质调节、血管平滑肌收缩、Apelin 信号通路。说明外来刺激物 DPM 对于肺组织细胞所产生的显著基因调控涉及细胞连接、平滑肌收缩、炎症、痰液浆液分泌、细胞凋亡等呼吸生理过程。提示 DPM 能够对机体肺功能、痰液分泌、组织炎症产生显著影响从而诱导 COPD 疾病发生。

2. Naringin 组与 DPM 组比较

筛选 DPM 组与 Naringin 组两组间差异基因差异倍数最高的 30 个基因进行分析，判断柚皮苷对 DPM 所致 COPD 肺组织影响最显著的基因功能及通路。结果发现，影响前 30 的基因中有 18 个上调，12 个下调；基因名称及差异倍数见图 2-36。

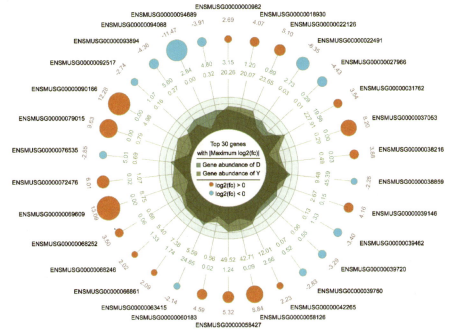

图 2-36　DPM 组与柚皮苷组组间差异倍数最高的 30 个基因

将上述 30 个差异基因进行 GO 富集分析。结果发现，与 DPM 组比较，柚皮苷给药后肺组织引起基因表达变化最显著的 30 个基因集中于对外部刺激的反应、细胞外区域、对细菌的反应、防御反应、免疫反应、趋化因子活性、白细胞趋化性、中性粒细胞趋化性、炎症反应、白细胞介导的免疫。说明柚皮苷对 DPM 所引起 COPD 肺组织细胞所产生的显著调控基因多集中于对外来刺激物的反应，包括机体对细菌及外来刺激物引起的免疫、炎症反应的调控；此外，还包括对白细胞的调控作用，如白细胞趋化性及其引起的免疫调控。这些显著调控的基因显示了柚皮苷治疗 COPD 过程中与机体免疫及炎症调控的相关性，其中与中性粒细胞关系最为密切。

将上述 30 个差异基因进行 KEGG 富集分析，筛选影响显著的代谢通路注释。结果表明，与 DPM 刺激组比较，柚皮苷给药后肺组织引起基因表达变化最显著的 30 个基因集中于趋化因子信号通路、细胞因子与细胞因子受体的相互作用、NF-κB 信号通路、Toll 样受体信号通路、NOD 样受体信号通路、补体和凝血级联、IL-17 信号通路、TNF 信号通路、细胞黏附分子（CAMs）、Jak-STAT 信号通路。这说明柚皮苷对 DPM 所引起 COPD 肺组织细胞所产生的显著调控主要与细胞趋化引起的白细胞募集、细胞因子及受体引起的炎症免疫调控通路、CAMs 相关的细胞连接识别等生物进程相关。提示柚皮苷所涉及的调控通路可能主要与组织炎症反应、机体免疫应答及组织形态相关的肺功能调控有关，潜在的通路涉及多种呼吸生理过程，表明柚皮苷从多角度调控 DPM 诱导的 COPD 疾病进程。

3. Roflumilast 组与 DPM 组比较

筛选 DPM 组与 Roflumilast 组两组间差异基因差异倍数最高的 30 个基因进行分析，判断罗氟司特对 DPM 所致 COPD 肺组织影响最显著的基因功能及通路。结果发现，影响前 30 的基因中有 21 个上调，9 个下调；基因名称及差异倍数见图 2 - 37。

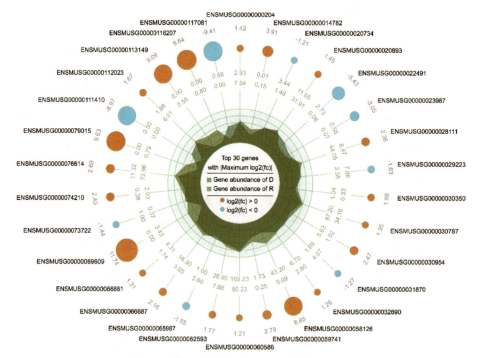

图 2 - 37　DPM 组与罗氟司特组组间差异倍数最高的 30 个基因

将上述 30 个差异基因进行 GO 富集分析。结果发现，与 DPM 组比较，罗氟司特给药后肺组织引起基因表达变化最显著的 30 个基因集中于 2′-5′-寡腺苷酸合成酶活性、核糖核酸酶活性的调节、对外部生物刺激的反应、对细菌的反应、腺苷酸转移酶活性、颗粒细胞凋亡过程的负调控、质膜细胞质侧的锚定成分、昼夜节律、双链 RNA 结合、抗菌肽生产的正调控。说明罗氟司特对 DPM 所引起 COPD 肺组织细胞所产生的显著调控基因多集中于细胞基因表达的调控作用及对外来刺激物的应激反应，包括转录步骤的调控及应对细菌感染的调控作用，涉及酶活性、细胞凋亡、昼夜节律、抗菌肽生产等方面。

将上述 30 个差异基因进行 KEGG 富集分析，筛选影响显著的代谢通路注释。结果表明，与 DPM 刺激组比较，罗氟司特给药后肺组织引起基因表达变化最显著的 30 个基因集中于甲型流感、昼夜节律、细胞黏附分子（cell adhesion molecules, CAMs）、NOD 样受体信号通路、吞噬体、结核、哮喘、昼夜节律调控、金黄色葡萄球菌感染、抗原提呈。相比于疾病模型，罗氟司特治疗涉及有机物及细菌引起的肺组织炎症免疫反应，与其治疗 COPD 药效作用一致。说明罗氟司特对 DPM 所引起 COPD 肺组织细胞所产生的显著调控主要与昼夜节律、吞噬、炎症、免疫等生理过程相关，同时包括肺组织细菌感染，相关富集趋向于药物治疗的 COPD 特征。

4. Naringin 组与 Roflumilast 组比较

Naringin 组与 Roflumilast 组两组间差异基因经筛选后符合要求的仅有 17 个，其中上调 6 个，下调 11 个；各基因名称及差异倍数见图 2-38。

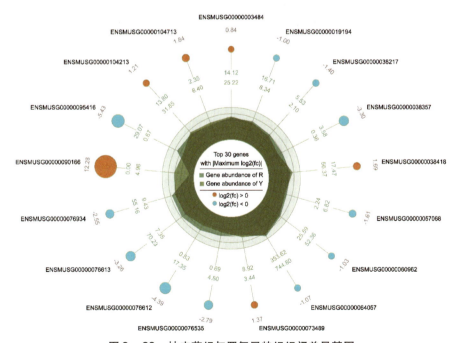

图 2-38　柚皮苷组与罗氟司特组组间差异基因

（六）各组间差异基因交集趋势分析

通过对各组间差异基因交集分析，筛选出了相同的差异基因，对其按 Control-DPM-药物的顺序进行各基因趋势分析，得到 6 种差异基因表达趋势，分别为：① Control-DPM-Naringin 顺序中基因表达受 DPM 调控先升高，后受 Naringin 影响而降低（Control-DPM↑-Naringin↓）；② Control-DPM-Naringin 顺序中基因表达受 DPM 调控先降低，后受 Naringin 影响而升高（Control-DPM↓-Naringin↑）；③ Control-DPM-Roflumilast 顺序中基因表达受 DPM 调控先升高，后受 Roflumilast 影响而降低（Control-DPM↑-Roflumilast↓）；④ Control-DPM-Roflumilast 顺序中基因表达受 DPM 调控先降低，后受 Roflumilast 影响而升高（Control-DPM↓-Roflumilast↑）；⑤ Control-DPM-Naringin/Roflumilast 顺序中基因表达受 DPM 调控先升高，后受 Naringin/Roflumilast 影响而降低，其中 Naringin 和 Roflumilast 分别对同基因有相同的调控趋势（Control-DPM↑–Naringin/Roflumilast↓）；⑥ Control-DPM-Naringin/Roflumilast 顺序中基因表达受 DPM 调控先降低，后受 Naringin/Roflumilast 影响而升高，其中 Naringin 和 Roflumilast 分别对同基因有相同的调控趋势（Control-DPM↓-Naringin/Roflumilast↑）。对其分别进行分析筛选，可得到药物在 DPM 所引起 COPD 疾病中的关键调控基因。

1. DPM 上调而柚皮苷下调的基因表达趋势

此基因表达趋势中，差异基因表达受 DPM 调控升高，而柚皮苷能显著降低该

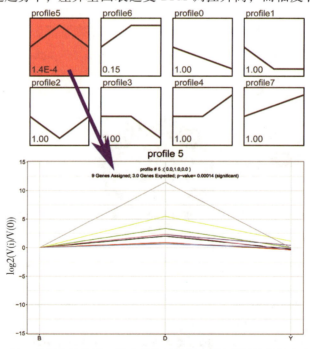

图 2-39 基因表达趋势：柚皮苷能够抑制 DPM 诱导的基因表达增加

基因表达，两组间基因表达量变化具有显著差异，其差异倍数均大于 1.5 倍。此趋势表明，柚皮苷具有抑制受 DPM 刺激而异常增加的基因表达的能力。按此趋势共筛选出 10 个基因，结果见图 2-39、图 2-40。

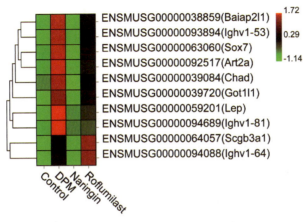

图 2-40 符合表达趋势的差异基因

将上述 10 个基因进行 GO 富集分析。结果（图 2-41）发现，这些基因集中于吞噬作用、淋巴细胞活化的正调控、淋巴细胞介导的免疫、白细胞激活的正调控、吞噬识别、补体激活（经典途径）、白细胞介导的免疫、B 细胞受体信号通路、细胞识别。可以看出，柚皮苷对 DPM 诱导 COPD 的调控主要涉及刺激引起的机体免疫反应，包括识别—传导—激活—调控的整个过程。其中，柚皮苷对白细胞的调控以淋巴细胞为主，淋巴细胞是免疫反应的核心，占外周血白细胞总数的 20%～40%；在这种影响过程中，柚皮苷的调控又以 B 细胞产生的体液免疫为主，推测柚皮苷可以激活淋巴细胞产生大量细胞因子，参与机体免疫调节和炎症反应。此外，本团队推测柚皮苷还能影响单核吞噬细胞系统（单核细胞及其发育的巨噬细胞）和中性粒细胞从而发挥吞噬作用，一方面诱导吞噬进入体内的微小颗粒，另一方面调控吞噬凋亡的细胞及小体，从而达到炎症及免疫调节作用。

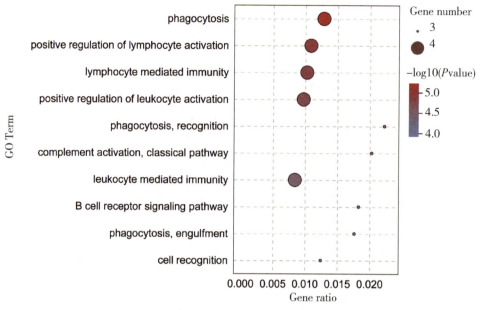

图 2-41　符合表达趋势的差异基因 GO 富集分析

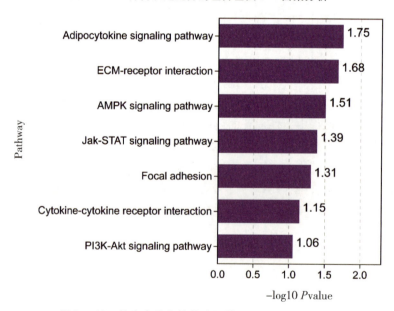

图 2-42　符合表达趋势的差异基因 KEGG 富集分析

将上述 10 个基因进行 KEGG 富集分析。结果（图 2-42）发现，这些基因可以富集于脂肪细胞因子信号通路、ECM-受体相互作用、AMPK 信号通路、Jak-STAT 信号通路、黏着斑、细胞因子与细胞因子受体的相互作用、PI3K-Akt 信号通路。其中两个基因在多个信号通路中被富集，为此趋势中的调控关键基因：瘦素（leptin,

LEP，ENSMUSG00000059201）、软骨蛋白（chondroadherin，CHAD，ENSMUSG00000039084）。

软骨蛋白（CHAD）是透明软骨的主要组成成分。在富集的 KEGG 分析中与 3 条通路相关：ECM-receptor interaction（ko04512）、Focal adhesion（ko04510）、PI3K-Akt signaling pathway（ko04151）。CHAD 是气管软骨的组成部分，能够影响软骨环形成、调控肺通气量。此外，它还可以激活 PI3K-Akt 通路，进而抑制 CFTR 表达，降低气道浆液分泌。提示 DPM 诱导升高的 CHAD 表达可能是其抑制 CFTR 表达降低浆液分泌、影响肺功能的原因之一。而给予柚皮苷治疗后能够显著降低 CHAD 表达，提示柚皮苷能够针对 DPM 引起的这一损伤具有调控作用，这可能是其发挥药效的部分作用机制。

瘦素（leptin，LEP）是 COPD 中的炎症标志物。在富集的 KEGG 分析中与 4 条通路相关：Adipocytokine signaling pathway（ko04920）、AMPK signaling pathway（ko04152）、Jak-STAT signaling pathway（ko04630）、Cytokine-cytokine receptor interaction（ko04060）。本团队前期研究表明，LEP 能够增加促炎细胞因子（TNF-α、IL-6）的释放，因此具有促炎的作用；LEP 能够增加哮喘发生率和严重程度，因此具有诱导超敏反应的作用；LEP 能够增加呼吸道上皮细胞黏液分泌，因此能够影响痰液；LEP 能够调节 T 细胞（Treg），进而促进促炎性 T 辅助 1（Th1）和 Th17 细胞积聚增加炎症反应；LEP 能够通过 Jak/STAT 和 Akt 途径调节 T 细胞的数量和功能，进而影响机体免疫反应。[139-141] 由以上几点可以看出，LEP 与 COPD 这种与异常免疫反应相关的炎性疾病关系密切，因此被认为是 COPD 中的炎症标志物。LEP 还能与 Ob-R 结合促进 CCL11/Eotaxin、CXCL10/IP-10、IL-6 含量增加，升高 CCL2/MCP-1、CXCL8/IL-8 表达，进而诱导肌纤维细胞的分化及炎症介质的产生，从而影响肺功能、恶化肥胖患者哮喘症状。[142] 此外，LEP 还能够促进肺组织间质转化（具有极性的上皮细胞向具有活动能力的间质细胞转换），其表现在于 collagen I 和 α-SMA 表达的改变；同时 LEP 还会抑制自噬，其过程表现在三个方面：自噬体含量的降低；LC3I 到 LC3II 的脂化；激活 PI3K/Akt/mTOR 途径产生上调的 p62 表达。[143] 通过对间质转化的促进和自噬的抑制，LEP 能显著促进肺纤维化疾病发展。由此可见，机体中 LEP 浓度的增加对特定呼吸系统疾病有重大影响，包括阻塞性睡眠呼吸暂停 - 呼吸不足综合征、哮喘、COPD、肺纤维化和肺癌等。转录组结果表明，DPM 能够显著升高肺组织中 LEP 的 mRNA 表达，提示 DPM 可以诱导肺组织病变产生 COPD 疾病相关表征，包括组织炎症、黏液分泌异常、免疫功能紊乱、肌细胞收缩异常、自噬及组织结构间质转化所诱发的肺功能降低，而这些正与 COPD 主要的临床症状吻合。柚皮苷能够在一定程度上降低 LEP 表达进而对 COPD 具有潜在的治疗作用，本团队推测其对肺组织 LEP 含量的调控可能是其发挥治疗 COPD 作用的机制之一。

2. DPM下调而柚皮苷上调的基因表达趋势

此基因表达趋势中,差异基因表达受 DPM 调控降低,而柚皮苷能显著升高该基因表达,两组间基因表达变化具有显著差异,其差异倍数均大于1.5倍。这种趋势表明,柚皮苷具有恢复受 DPM 刺激而抑制的基因表达的能力。按此趋势共筛选出 20 个基因,结果见图 2 - 43、图 2 - 44。

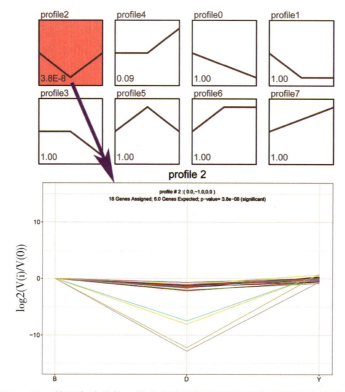

图 2 - 43　基因表达趋势:柚皮苷能够抑制 DPM 诱导的基因表达降低

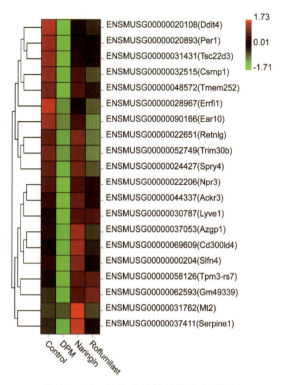

图 2-44 符合表达趋势的差异基因

将上述 20 个基因进行 GO 富集分析。结果（图 2-45）发现，这些基因集中于细胞内信号转导的负调控、MAPK 级联反应的负调控、蛋白质磷酸化的负调控、细胞对化学刺激的反应、参与炎症反应的白三烯产生的调节、血管伤口愈合的负调控、免疫系统过程、跨膜受体蛋白酪氨酸激酶信号通路、参与炎症反应的分子介质的产生、平滑肌细胞基质黏附的负调控。可以看出，柚皮苷对 DPM 诱导 COPD 的调控主要涉及刺激引起的机体反应，其中以负调控为主，DPM 降低了机体负调控，柚皮苷则能够升高；其反应多为信号转导级联反应，对炎症及氧化损伤的调控为主；过程主要涉及对血管伤口愈合及平滑肌细胞基质黏附的调控。

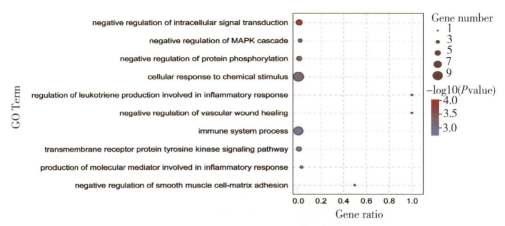

图 2－45　符合表达趋势的差异基因 GO 富集分析

将上述 20 个基因进行 KEGG 富集分析。结果（图 2－46）发现，这些基因可以富集于昼夜节律、p53 信号通路、补体和凝血级联、HIF-1 信号通路、动物自噬、Apelin 信号通路、癌症中的 MicroRNA、mTOR 信号通路、细胞衰老、PI3K-Akt 信号通路。其中 5 个基因在多个信号通路中被富集，为此趋势中的调控关键基因：金属硫蛋白（metallothionein 1/2，MT1/2，ENSMUSG00000031762）、周期生理蛋白 1（period circadian protein 1，PER1，ENSMUSG00000020893）、DNA 损伤诱导转录物 4（DNA-damage-inducible transcript 4，DDIT4，REDD1，ENSMUSG00000020108）、CXC 趋化因子受体 7（C-X-C chemokine receptor type 7，atypical chemokine receptor 3，CXCR7，ACKR3，RDC1，ENSMUSG00000044337）、plasminogen activator inhibitor 1（PAI1，SERPINE1，ENSMUSG00000037411）。

金属硫蛋白（MT1/2）是富含半胱氨酸的金属结合蛋白，MT-1 和 MT-2 协同表达。在机体中 MT 具有两方面作用：可以作为金属螯合解毒剂，其巯基能强烈螯合有毒金属，对非基本的金属元素有抑制和解毒作用，因此具有重要的神经生理和神经调节功能；可以作为自由基清除剂，其清除自由基（·OH）的能力约为 SOD 的 2000 倍，而清除氧自由基（·O）的能力约是谷胱甘肽（GSH）的 25 倍，因而具有很强的抗氧化活动。DPM 中含有大量金属分子，对机体具有严重损伤，而柚皮苷能够升高 MT 表达，不仅螯合了这些金属离子，从而减弱了它们造成的损伤，还清除了自由基，降低了组织氧化损伤。提示 DPM 诱导降低的 MT 表达可能是其造成肺损伤的原因之一。而给予柚皮苷治疗后能够显著升高 MT 表达，提示柚皮苷能够针对 DPM 引起的这一损伤产生调控作用。

周期生理蛋白 1（PER1）是周期（Per）亚族的成员，为时钟基因，其异常表达和异常节律与恶性肿瘤的发生和发展密切相关，同时还影响全身及组织炎症和细胞铁含量过载。[144]PER1 作为肿瘤抑制因子在正常肺组织中有较高表达量，而在非小细胞肺癌中表达被抑制，其与分化不良、肿瘤状态、高 p-TNM 分期、肿瘤的淋

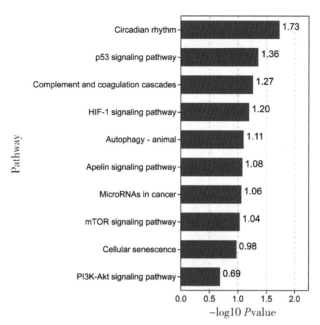

图 2-46 符合表达趋势的差异基因 KEGG 富集分析

巴结转移、患者生存时间短密切相关。当 PER1 在非小细胞肺癌中被强制表达后可促使癌细胞生长减少及克隆存活的丧失，从而抑制肿瘤的发展。有研究证实，当 PER1 基因发生遗传缺失后肿瘤数目可增加一倍；当降低 PER1 基因在癌细胞中的表达后，肿瘤的生长速度可增加一倍；当将 PER1 基因在癌细胞中过表达时，能够降低肿瘤的生长速度、减少肿瘤的数目；当抑制 PER1 基因功能时，可以增加癌细胞的生长速度，这与癌症发生率增加、癌症进程加快、患者生存期缩短密切相关。[145-147]此外，有研究表明环境颗粒物能够显著降低 PER1 表达，进而引起肺组织节律紊乱，与环境颗粒物引起的氧化损伤及炎症一起造成血管、支气管周围炎症、组织增生及系统氧化应激增加，进而诱发肺功能障碍。[148-149]部分多酚类化合物具有调控 PER1 表达的潜力，其中槲皮素、咖啡酸、白藜芦醇均能够调控肺成纤维细胞 PER1 表达，进而影响昼夜节律及细胞衰老。[150]可以看出，PER1 对呼吸系统疾病具有显著影响。DPM 能够降低 PER1 在肺组织中的表达，本团队推测长期 DPM 刺激能够诱发肺细胞癌变，同时其产生的组织炎症及氧化损伤也与该基因表达异常有一定关系。柚皮苷作为黄酮类化合物和已报道的槲皮素结构类似，在转录组结果中同样证明能够增加 PER1 基因表达，提示柚皮苷能够针对 DPM 所抑制的 PER1 基因产生调控作用，进而抑制肺节律紊乱和组织炎症及潜在的细胞癌变，这可能是其发挥抗 COPD 药效的部分作用机制。

DNA 损伤诱导转录物 4（DDIT4，REDD1）是一种应激反应蛋白，具有肿瘤抑制作用，其异常表达与细胞凋亡、自噬明显相关。研究表明，REDD1 表达增加能够抑制 mTORC1 的表达（mTORC1 可以抑制细胞生长和代谢），进而通过激活 Akt 通路调控细胞存活，同时还能降低非小细胞肺癌细胞的侵袭性；REDD1 表达降低能够通过影响脂质代谢重编程引起 RAS 基因突变，进而抑制 GTP 与 GDP 之间的调节，使得 PLC 持续激活调控第二信使，从而使细胞不可控地增殖、恶变、减少凋亡，最终发生细胞癌变，而这也是肿瘤细胞高度侵袭和难治的部分原因；REDD1 的丢失定义了以脂质代谢重新编程、侵袭性和转移性及不良预后为特征的 RAS 突变肿瘤亚群。[151-154] 多激酶抑制剂索拉非尼是一款癌症靶向药，能够显著增加 REDD1 表达，进而通过抑制 mTORC1 降低存活素（survivin，Sur）含量，从而诱导非小细胞肺癌细胞凋亡。[155] 转录组结果表明，DPM 能够抑制 REDD1 在肺组织中的表达，进而通过脂质代谢重编程影响细胞生长、凋亡、自噬和代谢，推测长期 DPM 刺激能够诱发肺细胞癌变。柚皮苷可以上调 REDD1 基因表达，提示柚皮苷能够针对 DPM 所抑制的 REDD1 基因功能产生调控作用，进而调控细胞存活及代谢同时具有潜在的抗癌活性，这可能是其发挥抗 COPD 药效的部分作用机制。

CXC 趋化因子受体 7（CXCR7）可以参与调控细胞黏附、迁移、增殖及血管生成。CXCR7 和 CXCR4 均是 CXCL12 的受体和清除剂，但 CXCR7 对 CXCL12 的亲和力是 CXCR4 的 10 倍，它能够与 CXCR4 相互作用通过激活 G 蛋白途径来促进细胞存活和迁移，同时募集 β-arrestin-2 参与细胞抗凋亡和迁移过程。此外，它还能促使内皮细胞（endothelia progenitor cells，EPC）增殖，进而募集形成新血管达到组织修复作用。[156-157] 组织反复损伤造成的 CXCR7 表达降低，能够通过 Jag1-Notch 途径促进 TGF-β1 介导的内皮细胞向间充质细胞转变的间质转化，同时促使成纤维细胞增殖并增加细胞外基质的沉积，进而诱导肺组织纤维化；当增加 CXCR7 表达能够降低细胞对 TGF-β1 诱导肺纤维化的敏感性和胞外基质及胶原蛋白的沉积，起到肺泡修复的效果。[158-160] 此外，基质细胞衍生因子 1（SDF1）能够通过 CXCR7 促进间充质干细胞迁移并向 II 型肺泡上皮细胞（AT II）分化，从而达到抑制急性肺损伤的作用。[161] 转录组结果表明，DPM 能够抑制 CXCR7 在肺组织中的表达，进而诱导间质转化所产生的肺纤维化和肺损伤。柚皮苷可以上调 CXCR7 基因表达，提示柚皮苷具有调控细胞黏附、迁移、增殖及血管生成的功能，从而发挥组织修复、抑制肺纤维化的作用，这可能是其发挥抗 COPD 作用的机制之一。

3. DPM 上调而罗氟司特下调的基因表达趋势

此基因表达趋势中，差异基因表达受 DPM 调控升高，而罗氟司特能显著降低其表达，两组间基因表达量变化有显著差异，其差异倍数均大于 1.5 倍。此趋势表明，罗氟司特具有抑制受 DPM 刺激而异常增加基因表达的能力。按此趋势共筛选出 3 个基因，结果见图 2-47、图 2-48。

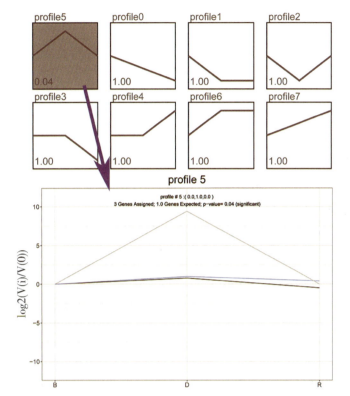

图 2-47　基因表达趋势：罗氟司特能够抑制 DPM 诱导的基因表达增加

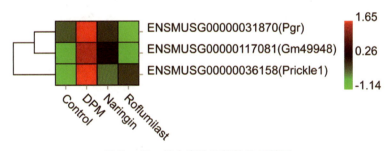

图 2-48　符合表达趋势的差异基因

将上述 3 个基因进行 GO 富集分析。结果（图 2-49）发现，这些基因集中于颗粒细胞凋亡过程的负调控、旁分泌信号、上皮细胞成熟、上皮发育、横纹肌细胞分化的负调控、上皮细胞凋亡过程的负调控、肺泡发育、横纹肌组织发育的负调控、调节平滑肌细胞迁移、上皮细胞凋亡过程。可以看出，此趋势的差异基因多富集于上皮细胞和肌细胞的发育、成熟、迁移、凋亡的调控作用，同时涉及颗粒细胞及旁分泌信号调节，其中以负调控为主，DPM 诱导了机体的负调控，罗氟司特则恢复。本团队推测 DPM 能够通过影响上皮细胞和肌细胞改变肺组织形态，而罗氟司特能够一定程度上对其进行调控，从而影响肺泡结构，改善肺功能。

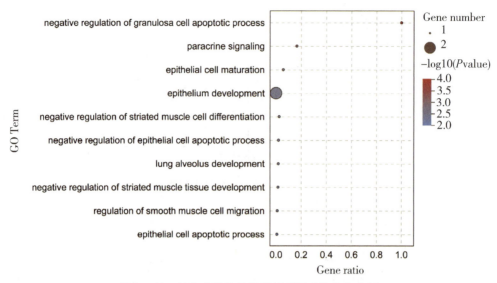

图 2-49 符合表达趋势的差异基因 GO 富集分析

将上述 3 个基因进行 KEGG 富集分析。结果（图 2-50）发现，这些基因可以富集于 Wnt 信号通路。其中仅 1 个基因为此趋势中的调控关键基因：刺痛感蛋白（prickle，ENSMUSG00000036158）。Wnt 信号通路 - PCP 途径可以通过 RHOA、c-Jun N 末端激酶（c-Jun N-terminal kinase，JNK）和 Nemo-like 激酶（Nemo-like kinase，NLK）信号级联的激活，调节细胞骨架重塑以及细胞黏附和运动性改变。[162] 而 prickle 作为 Wnt 信号通路 - PCP 途径中的核心信号分子，影响上皮细胞及肌细胞重塑、黏附和运动。DPM 对其具有上调作用，提示 DPM 能够激活 PCP 途径，引起肺组织重塑，改变组织形态，这与后续动物实验中组织病理切片气管壁增、肺泡壁塌陷表型相关；罗氟司特能够一定程度抑制其表达，从而恢复肺组织形态，改善肺功能。

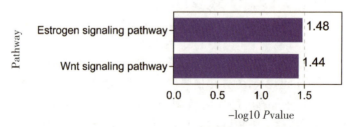

图 2-50 符合表达趋势的差异基因 KEGG 富集分析

4. DPM 下调而罗氟司特上调的基因表达趋势

此基因表达趋势中，差异基因表达受 DPM 调控降低，而罗氟司特能显著增加该基因表达，两组间基因表达量变化具有显著差异，其差异倍数均大于 1.5 倍。此趋势表明，罗氟司特具有恢复受 DPM 刺激而抑制基因表达的能力。按此趋势共筛选出 22 个基因，结果见图 2 – 51、图 2 – 52。

将上述 22 个基因进行 GO 富集分析。结果（图 2 – 53）发现，这些基因集中于钠依赖的有机阴离子转运、平滑肌细胞增殖的负调控、表皮细胞分化的调节、血小板源性生长因子受体信号通路、柱状上皮细胞发育、内皮细胞命运、Notch 信号通路参与动脉内皮细胞命运、翻译的节律调控、激活诱导 T 细胞凋亡的负调控、白细胞增殖。可以看出，此趋势的差异基因多富集于上皮细胞和平滑肌细胞的发育、增殖、分化及细胞命运的调控作用，同时包括离子转运、翻译、凋亡等分子功能，以及与免疫相关的负调控 T 细胞凋亡、正调控白细胞增殖。

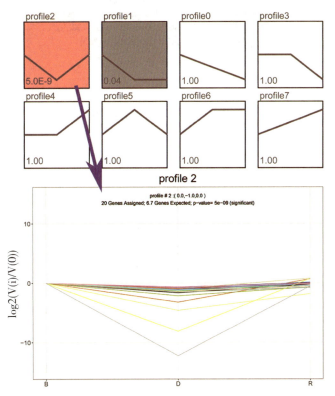

图 2 – 51 基因表达趋势：罗氟司特能够抑制 DPM 诱导的基因表达降低

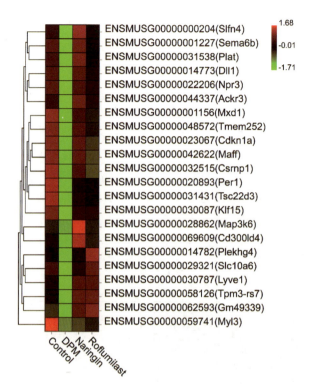

图 2-52 符合表达趋势的差异基因

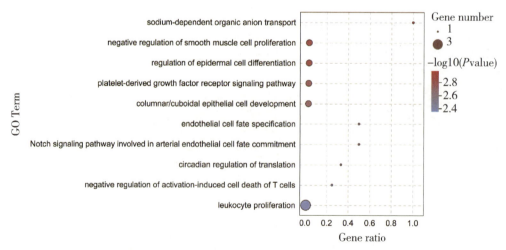

图 2-53 符合表达趋势的差异基因 GO 富集分析

将上述22个基因进行KEGG富集分析。结果（图2-54）发现，这些基因可以富集于Apelin信号通路、癌症中的转录失调、昼夜节律、Notch信号通路、非小细胞肺癌、p53信号通路、Th1和Th2细胞分化、HIF-1信号通路、细胞周期、Jak-STAT信号通路。其中，8个基因在多个信号通路中被富集，为此趋势中的调控关键基因：细胞周期蛋白依赖性激酶抑制剂1A（cyclin-dependent kinase inhibitor 1A，Cdkn1a，P21，ENSMUSG00000023067）、周期生理蛋白1（period circadian clock 1，Per1，ENSMUSG00000020893）、δ样经典Notch配体1（delta like canonical Notch ligand 1，Dll1，ENSMUSG00000014773）、肌球蛋白轻链多肽3（myosin, light polypeptide 3，Myl3，ENSMUSG00000059741）、纤溶酶原激活物（plasminogen activator tissue，Plat，ENSMUSG00000031538）、sema domain, transmembrane domain (TM), cytoplasmic domain，(semaphorin) 6B（Sema6b，ENSMUSG00000001227）、CXC趋化因子受体7（atypical chemokine receptor 3，Ackr3，ENSMUSG00000044337）、mitogen-activated protein kinase kinase kinase 6（Map3k6，ENSMUSG00000028862）。

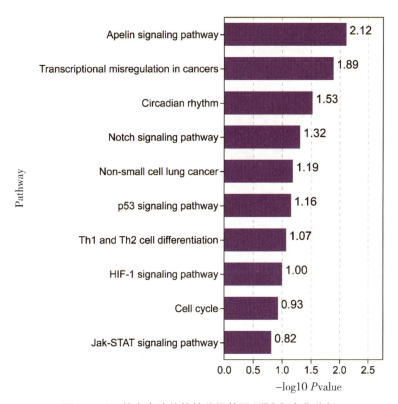

图2-54 符合表达趋势的差异基因KEGG富集分析

细胞周期蛋白依赖性激酶抑制剂 1A（Cdkn1a，P21）是 G1/S 细胞周期进程的关键调节因子，是多种肿瘤抑制途径的主要分子，可促进癌细胞中的抗增殖活性。miR-208a 能够靶向调控 P21 表达，进而激活肺癌细胞 Akt/mTOR 途径促进细胞增殖。[163] Linc01088 和 EZH2 能诱导 P21 表达增加进而介导 P53 引起细胞凋亡减少促使肺部肿瘤发生降低，同时还引起细胞周期停滞增加延长了 G1 期并缩短了 S 和 G2-M 期促使非小细胞肺癌凋亡。[164-165] 当使用 DMBX1 抑制 OTX2 介导的 P21 生成，使得 P21 浓度降低后促进了肺腺癌细胞增殖。[166-167] P21 作为 G1/S 细胞周期进程的关键调节因子可以调控细胞周期，从而抑制肺组织肿瘤发生。转录组结果表明，DPM 对 P21 表达具有下调作用，提示 DPM 能够引起细胞增殖，促进组织癌变；罗氟司特能够一定程度促进其表达，具有潜在抑制肺组织肿瘤发生的作用。

δ 样经典 Notch 配体 1（Dll1）是 Notch 的两个配体之一，它与 Notch 受体结合激活 Notch 信号通路，决定细胞分化并参与调控组织生长发育。当激活 Dll1-Notch 信号通路可以产生肿瘤特异性 T 细胞免疫，包括恢复 T 细胞的功能及诱导外周血 T 细胞增殖，进而抑制肿瘤血管生成和癌细胞的生长。因此，可以选择 Dll1 作为预后指标，其浓度的增加表明肺腺癌患者总体生存期（overall survival，OS）较好。[168-170] 当 Dll1-Notch 信号通路下调后可产生 T 细胞免疫逃逸，进而促进小细胞肺癌及鳞状细胞癌发生。[171-172] 此外，在未分化的细胞中 miR-449 能够抑制 Dll1-Notch 信号通路，一方面升高 IL-4 浓度并降低 IFN-γ 含量；另一方面促进细胞分化为杯状细胞进而影响黏蛋白分泌。[170,173-174] 可以看出，Dll1 与肿瘤特异性 T 细胞免疫及肿瘤增殖有密切关系，提示 DPM 对肺组织有致癌风险，而罗氟司特能够一定程度促进其表达，具有潜在抑制肺组织肿瘤发生及降低黏蛋白分泌的作用。

肌球蛋白轻链多肽 3（Myl3）是用于监测肌肉损伤和恢复的生物标志物。在肌肉损伤时 Myl3 表达下降，Myl3 能够在肺损伤早期修复肺组织。[175] 转录组结果表明，DPM 能够降低 Myl3 表达，提示 DPM 损伤肺组织肌细胞进而造成肺功能降低，而罗氟司特能够上调其表达并修复肺组织。这可能是 DPM 抑制肺功能而罗氟司特上调肺功能的部分机制。

纤溶酶原激活物（Plat）是组织纤溶途径的关键酶，还参与细胞迁移和组织重塑。Plat 能够促进基质降解和成纤维细胞凋亡，进而抑制肺纤维化；Plat 能够增加成肌纤维细胞凋亡和上皮细胞稳态，增加已建立肺纤维化的分辨率；Plat 能够抑制嗜中性粒细胞活化，进而发挥抗炎作用；Plat 表达降低能够引起纤维蛋白含量上升，并阻塞呼吸道引起呼吸窘迫；而 Plat 表达升高能够减少细菌生长和传播、减轻远端器官损伤、降低死亡率，从而抵抗革兰氏阴性肺炎及败血症。[176-182] 转录组结果表明，DPM 能够降低 Plat 表达，提示 DPM 能够影响纤维蛋白使得呼吸道阻塞，进而影响肺功能；而罗氟司特能够上调其表达进而抑制肺纤维化并减少细菌生长传播，然而升高的 Plat 能够增加纤溶酶原活性，具有引发组织出血的风险，提示这可能是服用罗氟司特的潜在风险。

5. DPM 上调而柚皮苷/罗氟司特下调的基因表达趋势

在 Control-DPM-Naringin/Roflumilast 的顺序中基因表达受 DPM 调控先升高,后受 Naringin/Roflumilast 影响而降低,其中 Naringin 和 Roflumilast 分别对同基因有相同的调控趋势。分析差异基因未选出符合条件(FDR≤0.05;差异倍数≥1.5)的基因。

6. DPM 下调而柚皮苷/罗氟司特上调的基因表达趋势

在 Control-DPM-Naringin/Roflumilast 的顺序中基因表达先受 DPM 调控而降低,后受 Naringin/Roflumilast 影响而升高,其中 Naringin 和 Roflumilast 分别对同基因有相同的调控趋势。对照组与 DPM 组相比基因表达量变化具有显著差异,Naringin/Roflumilast 分别与 DPM 组相比该基因表达量变化具有显著差异,而 Naringin 和 Roflumilast 之间无显著差异,其差异倍数为 1.5。按此趋势共筛选出 11 个基因,结果见图 2-55、图 2-56。

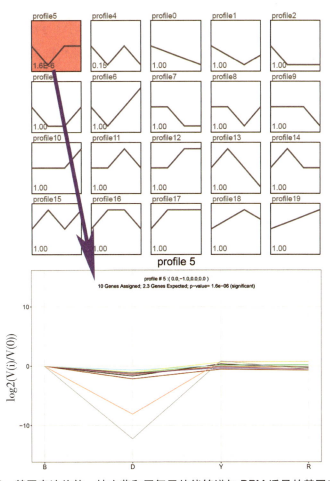

图 2-55 基因表达趋势:柚皮苷和罗氟司特能够增加 DPM 诱导的基因表达降低

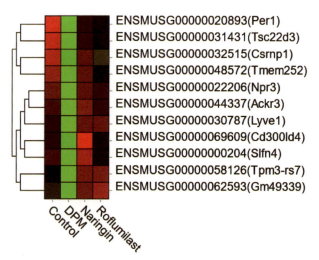

图2-56 符合表达趋势的差异基因

将上述11个基因进行GO富集分析。结果（图2-57）发现，这些基因集中于白细胞内稳态、转译的昼夜调节、T细胞活化引起细胞死亡的负调控、糖皮质激素受体信号通路的负调控、黏多糖分解过程、一氧化氮合酶活性的正调控、细胞数量的内稳态、组蛋白H3脱乙酰作用、腺苷酸环化酶活性的负调控、cAMP代谢过程的负调控。可以看出，柚皮苷及罗氟司特相同的调控功能主要涉及免疫细胞调控及上皮功能调控，其功能包括细胞凋亡、黏蛋白分解、肌细胞舒张、cAMP含量调控，影响的生理过程与呼吸道浆液及黏液的分泌、T细胞活性，以及COPD关系密切。

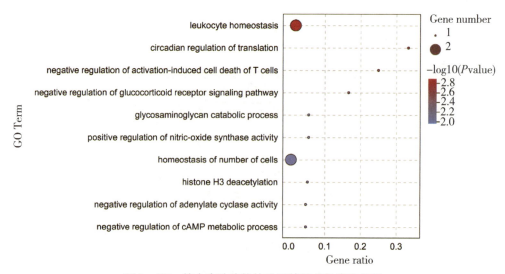

图2-57 符合表达趋势的差异基因GO富集分析

将上述 11 个基因进行 KEGG 富集分析。结果（图 2 - 58）发现，这些基因可以富集于昼夜节律及细胞因子与细胞因子受体的相互作用通路中。转录组结果表明，DPM 诱导的这两个基因降低，均能被柚皮苷及罗氟司特显著恢复。说明两者均能通过调控这两个基因的表达发挥药效作用，两个药物作用效果基本一样，提示与临床常用药物罗氟司特相比柚皮苷也具有其相关调控作用与机制，能够调节肺节律、抑制组织炎症、降低氧化应激、修复肺泡、抑制间质转化所产生的肺纤维化，从而改善肺功能，发挥抗 COPD 的作用。

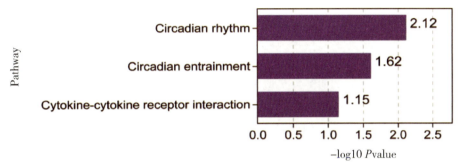

图 2 - 58　符合表达趋势的差异基因 KEGG 富集分析

第三节　本 章 小 结

PM 2.5 成分复杂，含有有机物、无机盐、重金属、微生物等；来源广泛，包括工业烟尘、汽车尾气、森林大火及沙尘暴、室内香烟烟雾等。PM 2.5 粒径微小，能够通过损伤呼吸道黏膜上皮细胞，沉积在肺泡内或肺间质内，激活肺内的免疫细胞，引起呼吸道炎性反应、氧化损伤、上皮细胞 DNA 损伤、周期阻滞及凋亡，进而诱发 COPD 疾病。[95-100] DPM 对肺组织的反复刺激损伤和组织修复，使得肺组织结构及生理发生明显变化产生慢性炎症，主要影响中央和外周气道、肺实质、肺泡及肺血管，肺部的炎症和结构变化随疾病的严重程度而增加。其病理变化主要包括气道狭窄及重塑、杯状细胞增生、中央气道黏液分泌腺增大，肺泡融合以及血管床病变导致的肺动脉高压并发症。有证据表明，宿主对吸入的 PM 2.5 会产生炎症反应，其中活化的巨噬细胞和增加的白细胞是该过程的核心细胞，整个过程受多条炎症通路的调控影响，同时刺激物诱导组织产生的氧化应激反应和过量蛋白酶表达也会放大慢性炎症的影响，进一步加重组织损伤。PM 2.5 作为 DPM 的主要成分，同样能够对肺组织产生损伤诱发COPD。

RNA-seq具有通量高、可检测范围广、重复性高以及定量准确等优点，因此适用于多种物种。RNA-seq测序针对样本中的mRNA进行高通量测序，将得到的reads比对到参考基因（组）上，计算出每个mRNA的表达量，可以根据样本设计进行差异比较和差异基因的功能富集分析，从而找出与调控机制相关的基因及通路。基于此数据，进行在线分析，可以获得定制化的结果，包括对选择的分组样本进行样本关系的分析、根据基因名称或功能筛选出基因或序列信息、对比较组样本进行差异分析、对选定的基因集或差异分析结果集进行GO、KEGG富集分析。RNA-seq数据研究涉及数据挖掘和可视化的问题，因此可通过对参数的设定和变更，获得实时交互的结果，以便对数据进行深入挖掘，同时使用丰富的图形可视化展现差异变化。

目前已有很多领域的研究人员应用RNA-seq技术来探索同一物种生物体受不同处理而引起的基因表达差异，以此判断其处理对该生物体基因转录表达的影响。研究人员使用RNA-seq技术，检测分析COPD患者与健康人肺组织基因表达差异，发现COPD患者在线粒体氧化磷酸化、蛋白代谢通路存在失调，这为疾病诊断增加了生物标志物和化学预防的新靶点，为更好地揭示COPD发病的分子机制提供了参考。[183]

本章实验通过RNA-seq技术，分析了气道滴注DPM及给药柚皮苷和罗氟司特40 d后小鼠肺组织mRNA表达情况。结果发现：DPM组与对照组比较，小鼠肺组织差异基因数量较多，差异基因多富集于机体免疫、炎症反应、吞噬、凋亡、肌细胞收缩等相关功能，其中以免疫反应调控最为明显（包括B细胞迁移及活性调控）。涉及通路包括IL-17信号通路、cAMP信号通路、p53信号通路、Toll样受体信号通路、NF-κB信号通路、钙信号通路、Apelin信号通路等。提示DPM作用肺组织以胞外调控为主，通过影响膜受体、细胞因子、趋化因子、外泌体等方面，使肺组织发生病变异常，改变机体正常生理功能（包括：肺功能、痰液分泌、组织炎症等）。以上组学分析结果与临床COPD疾病症状一致，一方面证实了DPM能够引起肺损伤诱导COPD产生，另一方面证实了转录组结果的可靠性。柚皮苷与DPM组比较，小鼠肺组织差异基因数量为87，差异基因多富集于调控机体受外来刺激物（DPM有机物及细菌）的反应，调控包括免疫、炎症反应、细胞趋化性，总体涵盖呼吸肌张力收缩、液体分泌、免疫炎症调控等方面。药物调控以胞外调控为主，通路涉及NOD样、Toll样受体通路及NF-κB、Apelin、Jak-STAT、PI3K-Akt通路，影响细胞因子、趋化因子、细胞节律等。与DPM的影响相比，柚皮苷仍然以胞外调控为主，主要影响机体免疫应答及炎症反应，相关调控通路基本相似，提示柚皮苷能够针对DPM所引起的COPD中肺功能异常、痰液分泌增加、组织炎症免疫反应等，具有一定调控作用。转录组结果提示，柚皮苷能够针对DPM所致COPD疾病的多个方面产生调控作用，具有治疗潜力。罗氟司特组与DPM组比较，差异基因多富集于对细胞基因表达的调控及对外来刺激物的应激反应（DPM 有机物及细菌），包括转录步骤的调控及应对细菌感染的免疫炎症调控作用，涉及细胞凋亡、昼夜节律、抗菌肽生成等进程，其主要作用于细胞外及膜面，以顶膜调控为主。转录组结果提示，相比疾病模型，罗氟司特治疗涉及有机物及细菌引起的肺组织炎症免疫反应，与其治疗 COPD 药效作用一致。柚皮苷组与罗氟司特组相比，差异集中于调控机体免疫反应，特别涉及 B 细胞相关的免疫调控及吞噬作用，涉及的通路与先天性免疫应答、内皮细胞的增殖、迁移、分化及平滑肌细胞的增殖相关。转录组结果提示，与常用药物罗氟司特比较，柚皮苷在肺组织免疫调控及肺功能恢复方面更具有调控潜力，其药效与罗氟司特相比在这两个方面更具有竞争优势。

通过对各组间差异基因交集分析，筛选出相同的差异基因，对其按 Control-DPM-药物的顺序进行各基因表达趋势分析，筛选药物在 DPM 所引起 COPD 疾病中的关键调控基因，重点关注模型致病原理及柚皮苷作用机制。结果显示，所筛选的各趋势中关键基因调控效果与疾病发展基本对应，说明 DPM 造模成功，药物具有显著调控作用。通过细化各关键基因调控内容，依据 COPD 疾病症状，将筛选的柚皮苷调控关键基因 LEP、CHAD、MT-1、MT-2、PER1、REDD1、CXCR7 细化为五个方面：肺功能障碍、组织炎症、氧化损伤、组织纤维化、潜在细胞癌变，进行 DPM 致病原理及柚皮苷作用机制探讨，其中多个基因具有多方面的调节作用。

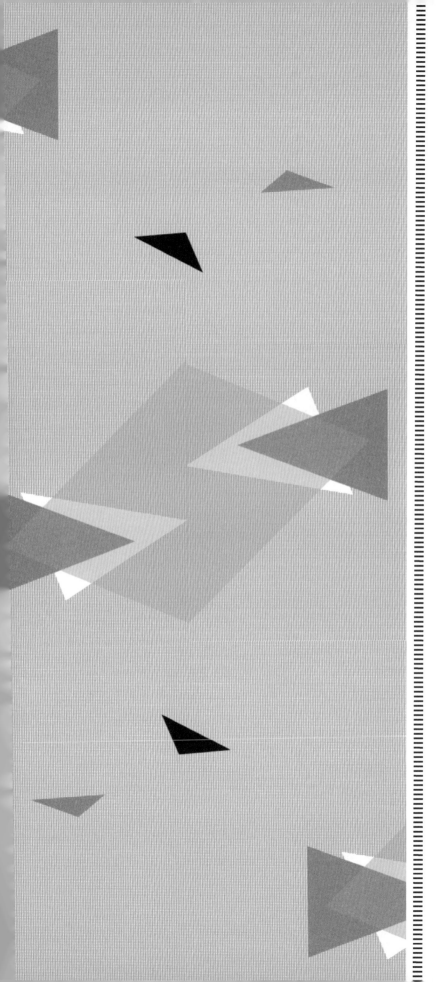

第三章 柚皮苷对DPM诱导小鼠COPD的调控作用及机制研究

第一节 研究概述

COPD 主要表现为组织结构病变所致的肺功能降低、气道黏液分泌增多所致的痰液分泌增加、组织炎症及氧化损伤引起的机体损伤，其中肺功能改变中气道阻力的增加是 COPD 的生理学定义。

COPD 会导致气道重塑，主要表现在直径小于 2 mm 的气道中，病理切片可观察到上皮、固有层、平滑肌和外膜明显增厚，最终导致细支气管丢失。[18] 随着刺激物引起的肺组织弹性阻力降低，肺实质内纤维化改变以及分泌物阻塞气道，都会导致气道阻力增加，同时导致气道弹性蛋白分解加剧和肺泡完整性丧失。此外，COPD 患者气道浆液分泌的异常及杯状细胞增生而产生的黏蛋白过度分泌，会增加气道中痰液分泌。当痰液分泌增加时，纤毛运动受阻，黏液无法排出，痰液积累在气道，其中黏附的细菌微生物不断增殖，引起组织炎症，加重呼吸道疾病症状，进而引起肺炎等疾病，长期发展容易造成肺癌，危及人体健康。同时，诱发的各种炎症因子、污染物粉尘颗粒、病原体（如细菌、病毒）等又会刺激上皮细胞，降低某些离子转运体功能，抑制转录表达，或增加受体敏感性，进一步抑制浆液分泌，从多角度损伤呼吸系统生理功能。

针对 COPD 的治疗，需从多角度进行全方位药效评价，包括肺功能、组织炎症、氧化损伤、痰液分泌等方面。前期我们已考察了 DPM 对小鼠肺组织浆液及黏液分泌的调控作用及机制，发现 DPM 引起的呼吸道浆液分泌异常主要表现在组织肺水肿升高、黏蛋白分泌增加及 CFTR、AQP1 与 AQP5 离子水分转运通道表达降低等方面，柚皮苷能够逆转 DPM 对呼吸系统浆液分泌的损伤。柚皮苷对 DPM 所致肺功能异常、组织炎症、氧化损伤的调控作用及机制尚有待深入研究。

第二节 实验研究

本章节结合第二章转录组实验结果，从组织及细胞两个方面考察柚皮苷的作用机制并验证关键调控基因。

【实验材料】

（一）试剂与材料

试剂与实验材料见表3-1。柚皮苷、Roflumilast 溶于二甲基亚砜（DMSO）中，加药时保持 DMSO 终浓度为0.1%，以保证 DMSO 对呼吸道上皮细胞无影响。

表3-1 试剂与材料

名　称	备　注	来　源
柚皮苷	批号20080203，纯度≥98.3%	由本团队制备
柚皮素	Naringenin，货号：N5893	Sigma-Aldrich（St. Louis，USA）
Diesel Particulate Matter	DPM，柴油颗粒物标准品，货号：2975	NIST（Gaithersburg，MD，USA）
Roflumilast	罗氟司特，货号：SML1099	Sigma-Aldrich（St. Louis，USA）
NaCl 等化学试剂	分析纯	广州化学试剂厂
Dulbecco's modified Eagle's medium/F12	DMEM/F12	Gibco（USA）
Fetal Bovine Serum	FBS，胎牛血清	HyClone（Australia）
penicillin-streptomycin solution	双抗	HyClone（USA）
MTS 试剂	CellTiter 96® AQueous One Solution Cell Proliferation Assay	Promega（USA）
BCA Protein Assay Kit	BCA 蛋白质测定试剂盒	Beyotime（China）
RNAiso Plus	总 RNA 提取试剂盒	TaKaRa（Japan）
反转录试剂盒	GoScript™ Reverse Transcription System	Promega（USA）
qPCR 试剂盒	GoTaq® qPCR Master Mix	Promega（USA）
Lysis Buffer	裂解液，货号：IS007	Beyotime（China）
聚合 HRP 标记抗小鼠 IgG	免疫组化二抗	武汉博士德生物（China）
TNF-α 抗体	货号：AF-410-NA	Bio-techne（USA）
IL-8 抗体	货号：MAB2164-100	Bio-techne（USA）
NF-κB 抗体	货号：14220-1-ap	Proteintech（USA）

（二）实验动物

ICR 小鼠：体重 20 g 左右，雄性，购自广东省医学实验动物中心（广州，中国），用于 DPM 诱导肺损伤动物模型的构建。小鼠饲养条件：12 h 日夜交替，温度 21 ℃，湿度 60%，自由采食。实验遵循《中山大学生命科学学院实验动物伦理委员会章程》，实验过程尽量减少动物疼痛。

【实验方法】

（一）ICR 小鼠肺部 DPM 滴注

实验采用 DPM 致小鼠肺损伤模型，运用小鼠气道滴注技术，考察柚皮苷在 DPM 刺激下对 ICR 小鼠肺功能、血液白细胞分类计数、肺组织 HE 染色、肺组织免疫组化（IL-8、NF-κB、TNF-α）、关键 mRNA 及蛋白质表达的调控作用。具体操作如下：

1. 小鼠分组

待小鼠进入饲养笼，稳定喂养一周后随机分成 12 组，每组 8 只，分别用于 20 d 和 40 d 造模及给药。其中，48 只造模给药 20 d，分 6 组，每组 8 只，包括空白对照组、DPM 造模组、DPM + 柚皮苷（30 mg/kg）组、DPM + 柚皮苷（60 mg/kg）组、DPM + 柚皮苷（120 mg/kg）组、DPM + 罗氟司特（5 mg/kg）组；其中 3 只用于肺功能测定，3 只用于肺组织 HE 染色及免疫组化，以上 6 只小鼠均进行眼眶采血以收集小鼠全血用于细胞分类计数，另 2 只备用以防止给药造模操作所导致的小鼠意外死亡。另外 48 只造模给药 40 d，分 6 组，每组 8 只，包括空白对照组、DPM 造模组、DPM + 柚皮苷（30 mg/kg）组、DPM + 柚皮苷（60 mg/kg）组、DPM + 柚皮苷（120 mg/kg）组、DPM + 罗氟司特（5 mg/kg）组；其中每组 3 只用于肺功能测定，3 只用于肺组织 HE 染色、免疫组化及关键调控因子 mRNA 表达检测，以上 6 只小鼠均进行眼眶采血以收集小鼠全血用于细胞分类计数，另 2 只备用以防止给药造模操作所导致的小鼠意外死亡。

2. 药物配制

将柚皮苷溶于生理盐水中配制 3 个浓度，浓度分别为 3.75 mg/mL、7.5 mg/mL、15 mg/mL，各配制 40 mL，超声振荡成混悬液后置于 4 ℃保存，使用前 37 ℃超声振荡 30 min；将罗氟司特溶于生理盐水中配制成浓度 0.625 mg/mL 的混悬液，配制 40 mL，超声振荡混悬后置于 4 ℃保存，使用前 37 ℃超声振荡 30 min；将 DPM 溶于生理盐水中配制成浓度 10 mg/mL 的混悬液，配制 8 mL，超声振荡混悬后置于 4 ℃保存，使用前 37 ℃超声振荡 30 min。

3. 小鼠给药

各组小鼠分别灌胃给药，每只灌胃体积 200 μL，其中空白对照组、DPM 造模组灌胃给予等体积生理盐水。灌胃 1 h 后，腹腔注射 10% 水合氯醛，将小鼠麻醉，成 45°仰卧于斜架上。使用压舌片将小鼠口腔打开，找到声门处，采用特制微量进样注射器经声门插入气管至肺部，滴注 DPM（50 μL/只）。保持 1～2 min，使 DPM 均匀扩散。滴注造模后，按分组连续灌胃给药 20 d 或 40 d，每天 1 次，于实验第 20 d 及 40 d 给药 1 h 后处理小鼠进行检测。每组小鼠随机 3 只用于肺功能测定、mRNA 组学分析及关键调控因子 mRNA 表达检测，3 只用于肺组织 HE 染色及免疫组化，以上 6 只小鼠均进行眼眶采血以收集小鼠全血用于细胞分类计数。按小鼠测定指标进行实验操作。

（二）检测方法

1. 小鼠肺功能测定

实验采用 Buxco 小动物肺功能分析系统对小鼠进行有创肺功能测定，然后收集全血及肺组织用于后续试验。具体操作如下：每组随机取 3 只小鼠，腹腔注射 10% 水合氯醛，将小鼠麻醉；沿颈部正中线剪开小鼠喉颈部皮肤，使用眼科剪和眼科镊钝性分离组织暴露气管；用眼科剪于甲状软骨下气管上方剪开一小口，插入仪器配套的气管导管，并用棉线结扎；将处理好的小鼠放置于 Buxco 小动物肺功能分析系统上，测定静态顺应性（Cchord）、动态肺顺应性（Cdyn）、气道阻力（RI）、呼气峰流速（PEF）；待测完小鼠肺功能后，进行眼眶取血；小鼠脱颈处死后，分离肺组织，将左右肺叶分别剪下，液氮速冻后保存于 -80 ℃，左肺用于关键调控因子 mRNA 表达检测，右肺用于 mRNA 组学分析。

2. 小鼠眼眶取血及白细胞分类计数

将各组完成肺功能检测的小鼠及用于肺组织 HE 染色的小鼠共 6 只，剪去两侧胡须。使用弯头镊子取出一侧眼球，将流出的血收集于含肝素钠的采血管中。使用全自动血液细胞分析仪进行血液白细胞分类计数，分别检测中性粒细胞、淋巴细胞、单核细胞、嗜酸性粒细胞、嗜碱性粒细胞数量及红细胞总数、白细胞总数。

3. 小鼠肺组织取样

将完成眼眶取血的小鼠脱颈处死，沿颈部正中线剪开，分离肺组织。将左右肺叶分别剪下，在生理盐水中清洗并于滤纸上吸干，分别置于 4% 的多聚甲醛中固定。左肺用于制作 HE 染色组织切片，于光镜下检查组织病理变化及炎性细胞聚集。右肺用于制作石蜡切片，进行免疫组化实验，检测肺组织 IL-8、NF-κB、TNF-α 表达及分布。

4. 小鼠肺组织 HE 染色

苏木精染液为碱性，可以将组织嗜碱性结构（如核糖体、细胞核及细胞质中的核糖核酸等）染成蓝紫色；伊红为酸性染料，可以将组织嗜酸性结构（如细胞内及细胞间的蛋白质）染成粉红色，使整个细胞组织形态清晰可见。HE 染色可以观察组织形态、炎性聚集等变化，从而评价组织病理变化。具体操作如下：将肺组织放入 4% 多聚甲醛溶液中固定；组织经石蜡包埋、切片后，置于 60 ℃ 烘烤 2 h；4 ℃ 保存；二甲苯中脱蜡 5～10 min；无水乙醇浸泡 5 min，95% 乙醇浸泡 2 min，75% 乙醇浸泡 2 min；水洗 2 次；苏木素精染色 10 min，水洗；1% 盐酸乙醇浸泡 10 s；流水返蓝 10 min；伊红染色 1 min 后水洗；95% 乙醇浸泡 2 min，无水乙醇浸泡 5 min；二甲苯浸泡 5 min。

5. 小鼠肺组织免疫组化

免疫组化利用抗原与抗体特异性结合的原理，通过化学反应使标记抗体的显色剂显色以确定组织细胞内抗原表达位置及表达量，从而进行定位及相对定量研究。具体操作如下：将肺组织放入 4% 多聚甲醛溶液中固定；组织经石蜡包埋、切片后，置于 60 ℃ 烘烤 2 h；组织切片置于二甲苯中浸泡 15 min；无水乙醇浸泡 5 min，95% 乙醇浸泡 5 min，75% 乙醇浸泡 5 min，水洗；抗原修复：高压锅把 0.01 mol/L 枸橼酸钠缓冲溶液（pH 6.0）煮沸，放入切片盖好盖子，阀门喷气计时 3 min 后，停止加热，降至室温后，静置 30 min，蒸馏水冲洗 3 次；3% H_2O_2 室温封闭 10～15 min，PBS 润洗 3 次，每次 2 min；滴加 5% BSA 封闭液，室温封闭 15 min，甩去多余液体；分别孵育抗小鼠 IgG 一抗，4 ℃ 过夜；PBS 洗 3 次，每次 2 min；滴加聚合 HRP 标记抗小鼠 IgG 二抗，室温孵育 1 h；PBS 洗 3 次，每次 2 min；DAB（1 mL PBS 先加入 50 μL DAB，再加入 50 μL Hydrogen Peroxide Solution，充分混匀）显色 5～10 min，水洗终止显色；苏木素复染 1 min，水洗，1% 盐酸乙醇分化，流水返蓝 1 min；将切片放入 75%、95%、100% 乙醇中进行梯度脱水，每次 2 min。将切片放入 100% 二甲苯 10 min；封片，显微镜观察与拍照。

6. RNA 提取与反转录

实验使用 RNAiso Plus 试剂，提取 ICR 小鼠肺部总 RNA，使用反转录试剂盒将提取的总 RNA 反转录为 cDNA，考察柚皮苷在 DPM 的刺激下对肺组织关键调控因子 mRNA 表达的调控作用，阐明柚皮苷作用机制。具体操作如下：取一定量左肺组织，生理盐水中清洗血液，在滤纸上将表面水擦拭干净；在 RNAiso Plus 试剂中剪碎，静置 30 min，使组织充分裂解；加入氯仿抽提细胞 RNA；离心取上清，加等量异丙醇沉淀 RNA；75% 乙醇（DEPC 处理水配制）润洗 RNA；RNase-free 水溶解 RNA，-80 ℃ 保存；使用超微量紫外/可见光分光光度计（nanodrop 2000c）测定提取 RNA 纯度及浓度；按反转录试剂盒说明书，根据样品 RNA 浓度配置反转录试剂；使用梯度 PCR 仪（ABI Veriti）扩增 cDNA，−20 ℃保存。

7. 实时定量 RT-PCR 检测基因表达

实验使用 qPCR 试剂盒，采用 qRT-PCR 技术，考察柚皮苷在 DPM 刺激下对肺组织关键调控因子 mRNA 表达的调控作用。引物由生工生物工程（上海）股份有限公司（Sangon Biotech）合成。合成的引物序列见表 3−2。具体操作如下：按 qPCR 试剂盒说明书配置反应液，加入 384 孔板中；罗氏 RT-PCR 仪（Roche Light-Cycle 480 System）检测反应。扩增条件：1 个循环：95 ℃ 10 min；45 个循环：95 ℃ 10 s，60 ℃ 20 s，72 ℃ 20 s；1 个循环：95 ℃ 5s，65 ℃ 60 s，97 ℃ 30 s；1 个循环：40 ℃ 30 s。每份样品平行做三个重复，当三者间 C_t 值偏差小于 1 时认为数据可信，采用三者平均值作为该样品数据。实验采用相对定量方法考察 mRNA 表达变化。使用 GAPDH 作为内参。通过内参标准化数据，并与对照组比较，最终结果以对照组的百分比表示。

表 3−2 合成引物序列

基因	方向	序列
GAPDH	forward	5′-TGCACCACCAACTGCTTAGC-3′
	reverse	5′-TCTTCTGGGTGGCAGTGATG-3′
IL-8	forward	5′- GGGTGGGGAGTTCGTGTAGA-3′
	reverse	5′- CTACTACACAGGGATCAGGGC-3′
TGF-β1	forward	5′- CAACAATTCCTGGCGTTACCTTGG-3′
	reverse	5′- GAAAGCCCTGTATTCCGTCTCCTT-3′
IL-6	forward	5′- ACAACCACGGCCTTCCCTAC-3′
	reverse	5′- TCTCATTTCCACGATTTCCCAG-3′
TNF-α	forward	5′-GCTCTTCTGTCTACTGAACTTCGG-3′
	reverse	5′-ATGATCTGAGTGTGAGGGTCTGG-3′
CXCR7	forward	5′-GACCGCTATCTCTCCATCACCT-3′
	reverse	5′-GTTGGAAGCAGATGTGACCGTC-3′
Jag1	forward	5′-TGCGTGGTCAATGGAGACTCCT-3′
	reverse	5′-TCGCACCGATACCAGTTGTCTC-3′
Notch1	forward	5′-GCTGCCTCTTTGATGGCTTCGA-3′
	reverse	5′-CACATTCGGCACTGTTACAGCC-3′
α-SMA	forward	5′-TGCTGACAGAGGCACCACTGAA-3′
	reverse	5′-CAGTTGTACGTCCAGAGGCATAG-3′
LEP	forward	5′-CCCTTCCAGCCAGGTCATA-3′
	reverse	5′-TCCTCCAAAATCTACCTCCAACTC-3′
mTOR	forward	5′-AGAAGGGTCTCCAAGGACGACT-3′
	reverse	5′-GCAGGACACAAAGGCAGCATTG-3′

续上表

CHAD	forward	5'-CTGGCTGGATAACACCAACCTG-3'
	reverse	5'-AAGGCAGTTGGTTCAGGCGGTT-3'
MT-1	forward	5'-ACCTTCTCCTCACTTACTCCGTAGC-3'
	reverse	5'-GCTGGGTTGGTCCGATACTATTTAC-3'
MT-2	forward	5'-CGTGGGCTGTGCGAAGTGCTC-3'
	reverse	5'-AAAGGCTAGGCTTCTACATGGTC-3'
Per1	forward	5'-GAAACCTCTGGCTGTTCCTACC-3'
	reverse	5'-AGGCTGAAGAGGCAGTGTAGGA-3'
DDIT4	forward	5'-CTGGCTGGATAACACCAACCTG-3'
	reverse	5'-AAGGCAGTTGGTTCAGGCGGTT-3'

8. BEAS-2B 细胞培养

BEAS-2B 细胞（人支气管上皮细胞）使用 DMEM 高糖培养基培养，其中含 10% FBS 和 100 U/mL 双抗，于细胞培养箱中充入 5% CO_2，37 ℃恒温培养。

9. MTS 试验测定细胞存活率

使用 MTS 试剂考察药品对 BEAS-2B 细胞存活率的影响，以确定安全给药浓度。具体操作如下：将 BEAS-2B 细胞培养于 96 孔板中，待生长密度至 50% 左右即可实验；加入测试药物孵育一定时间；去除培养基，每孔加入 200 μL PBS，润洗 4 遍；每孔加 200 μL DMEM 高糖完全培养基；每孔加入 40 μL MTS 试剂；37 ℃。避光静置 1 h；每孔吸取上清液 100 μL 至新板对应位置；490 nm 波长测定上清板溶液吸光度；每组计算平均值，与 Control 组比较，判断细胞生长活性。

10. 蛋白质提取

采用反复冻融与超声法裂解 BEAS-2B 细胞，提取细胞总蛋白，考察药物在 DPM 刺激下对细胞关键调控因子蛋白表达的调控作用，验证药物作用机制。具体操作如下：将 BEAS-2B 细胞培养于 6 孔板中，待融合程度约为 100% 时开始实验；加入测试药物孵育一定时间；PBS 润洗 3 遍；用胰酶消化细胞；收集悬浮的细胞，经 PBS 润洗 3 遍后重悬；置于 -80 ℃冰箱反复冻融；超声破碎至溶液澄清。保存于 -80 ℃冰箱；使用前在室温下溶解，离心取上清检测。

11. 总蛋白浓度测定

使用 BCA 蛋白浓度测定试剂盒，测定裂解的 BEAS-2B 细胞总蛋白浓度，为关键调控因子蛋白表达含量测定提供参考。具体操作如下：配制 0.5 mg/mL 蛋白标准液，按浓度梯度加入 96 孔板中，每孔 20 μL；根据样品数量配制 BCA 工作液；将裂解提取的蛋白溶液 4 ℃ 离心取上清液，加入 96 孔板，每孔 20 μL；各孔加入 200 μL BCA 工作液，37 ℃ 放置 20～30 min；562 nm 处测定吸光度；根据标准曲线和使用的样品体积计算出样品蛋白浓度。

12. 关键调控因子蛋白质表达含量测定

采用 Elisa 技术考察柚皮素在 DPM 的刺激下对细胞关键调控因子蛋白质表达的调控作用。具体操作如下：将裂解提取的蛋白溶液 4 ℃ 离心取上清液，加入酶标板中，每孔 100 μL，37 ℃ 孵育 2 h；每孔加入 100 μL 检测溶液 A，37 ℃ 孵育 1 h；加入洗液，润洗 3 遍；每孔加入 100 μL 检测溶液 B，37 ℃ 孵育 30 min；加入洗液，润洗 5 遍；每孔加入 90 μL 底物溶液，37 ℃ 孵育 15～25 min；每孔加入 50 μL 终止液；450 nm 处测定吸光度；根据标准曲线和使用的样品体积计算出样品的蛋白浓度。

（三）数据分析

使用 Origin 8 进行统计分析，用单因素方差分析及 t 检验评估数据显著差异，当 $P<0.05$ 时认为数据具有统计学差异。使用 GraphPad Prism 8 作图，数据表示为平均值 ± SEM（n 为实验重复次数）。

【实验结果】

（一）柚皮苷对小鼠肺功能的调控作用

实验采用 ICR 小鼠，运用小鼠肺组织滴注技术，模拟 DPM 沉积在肺组织内。运用 Resistance and Comoliance 气道阻力与肺顺应性 - RC 系统，检测小鼠静态顺应性（Cchord）、动态肺顺应性（Cdyn）、气道阻力（RI）、呼气峰流速（PEF），判断 DPM 所致小鼠 COPD 模型中肺功能及在此过程中柚皮苷的调控作用。结果见图 3 - 1 至图 3 - 4。

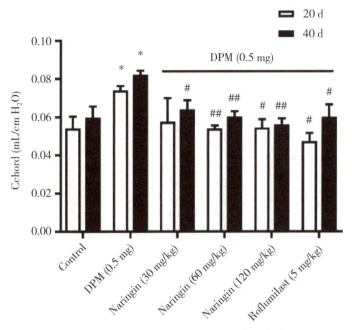

图 3-1 DPM 和柚皮苷对 Cchord 的调控作用

0.5 mg DPM 滴注后,能够增加小鼠 Cchord,柚皮苷能够减弱 DPM 引起小鼠 Cchord 的升高。与 Control 组比较:* $P<0.05$;与 DPM 组比较:# $P<0.05$,## $P<0.01$。

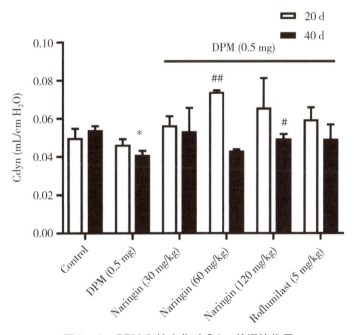

图 3-2 DPM 和柚皮苷对 Cdyn 的调控作用

0.5 mg DPM 滴注后,能够减少小鼠 Cdyn,柚皮苷能够抑制 DPM 引起小鼠 Cdyn 的降低。与 Control 组比较:* $P<0.05$;与 DPM 组比较:# $P<0.05$,## $P<0.01$。

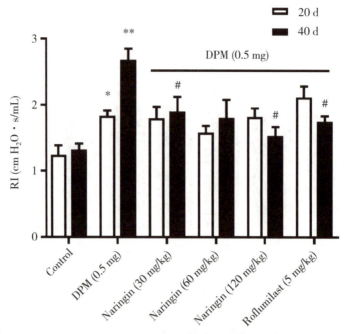

图 3-3　DPM 和柚皮苷对 RI 的调控作用

0.5 mg DPM 滴注后，能够增加小鼠 RI，柚皮苷能够抑制 DPM 引起小鼠 RI 的升高。与 Control 组比较：* $P<0.05$，** $P<0.01$；与 DPM 组比较：# $P<0.05$。

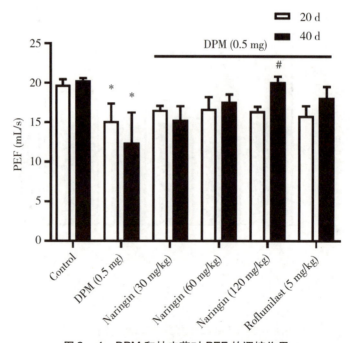

图 3-4　DPM 和柚皮苷对 PEF 的调控作用

0.5 mg DPM 滴注后，能够减少小鼠 PEF，柚皮苷能够抑制 DPM 引起小鼠 PEF 的降低。与 Control 组比较：* $P<0.05$；与 DPM 组比较：# $P<0.05$。

Cchord 是气流被阻断时（憋气时）肺的顺应性，即肺的弹性阻力。其弹性阻力≈静态阻力≈1/Cchord；当肺组织弹性纤维被破坏塌陷后，肺弹性阻力减小，Cchord 增大。而 Cdyn 是气流未被阻断时肺的顺应性，包括肺的弹性阻力和气流与气道产生的摩擦阻力。气道阻力≈动态阻力≈1/Cdyn；当小气道堵塞后，气道阻力增大，Cdyn 减小。实验结果表明：0.5 mg DPM 滴注到小鼠肺部后，能够增加小鼠 Cchord，40 d 和 20 d 造模相比增加幅度更大，提示 DPM 可引起肺损伤，降低肺弹性阻力，肺组织弹性纤维被其破坏塌陷，其损伤会随着时间的推移而加重。灌胃给药柚皮苷 20 d 及 40 d，均能在 30～120 mg/kg 浓度范围内剂量依赖性地降低 Cchord，其治疗 40 d 后低、中、高 3 个剂量（30 mg/kg、60 mg/kg、120 mg/kg）与模型组相比均具有显著差异，而 20 d 治疗后低剂量（30 mg/kg）差异不显著。阳性对照药罗氟司特同样能够降低 Cchord，但 40 d 治疗中效果比高剂量柚皮苷（120 mg/kg）弱，20 d 中效果稍强于高剂量柚皮苷。提示柚皮苷能够减弱 DPM 引起小鼠 Cchord 升高，缓解组织弹性阻力降低、抑制弹性纤维破坏塌陷，与罗氟司特相比延长给药治疗时间后效果更显著。DPM 滴注后小鼠 40 d 后 Cdyn 显著减小，提示肺中 DPM 能够增大气道阻力，而 20 d 造模组中 Cdyn 无显著变化，说明其引起的小气道阻塞可能是由于 DPM 所致的机体长期炎症及组织破坏造成的。柚皮苷能够升高小鼠 Cdyn，提示柚皮苷能够降低气道阻力，改善小气道功能。

以上结果表明：DPM 可以诱导小鼠 COPD，破坏肺泡壁收缩、减少组织弹性，增加静态顺应性；同时通过引起组织炎症、氧化应激等反应，改变小气道平滑肌张力，减少管径，增加气道阻力，减少动态顺应性。柚皮苷在此过程中能够缓解 DPM 所致的损伤，一定程度上减缓其对肺顺应性的影响，既能减少 Cchord，又能增加 Cdyn，说明柚皮苷能够调控肌细胞张力收缩，增强肺功能，此调控过程也受其抗炎抗氧化作用影响。然而，阳性药罗氟司特仅能改善 Cchord，说明它对肌细胞张力及小气道管径调控不显著。在改善 DPM 致小鼠 COPD 模型中肺顺应性方面，柚皮苷具有更显著的治疗效果，且增加给药剂量、延长给药时间效果更加明显。

RI 反映的是气体在气道中受到的阻塞程度，受气流速度、气管直径、气管长度的影响。当气道流速增加时，RI 增加（气喘）；气管直径减少时，RI 增加（平滑肌收缩异常、分泌物增加、气道异物、肿瘤、炎症水肿等）；气道长度增加时，RI 增加。PEF 是指从用力吸气达到不能再吸入时（称为肺总量），开始用力呼气过程中，最初 100 ms 所能达到的最高呼气流速，其与用力情况、呼吸肌张力、气道口径相关。PEF 降低说明气道阻塞，肺功能减弱。实验结果表明：0.5 mg DPM 滴注到小鼠肺部后，能够显著增加小鼠 RI、降低 PEF，40 d 和 20 d 造模相比变化幅度更大，提示 DPM 可引起气道阻塞，肺功能减弱，其阻塞程度会随着时间的推移而加重，这可能与组织结构炎症及结构病变有关。灌胃给药柚皮苷 40 d，能在 30～120 mg/kg 浓度范围内剂量依赖性地降低 RI，而 20 d 治疗中差异不显著。此外，仅高剂量柚皮苷（120 mg/kg）能够显著上调 PEF。阳性对照药罗氟司特 40 d 治疗能显著降低 RI，而 20 d 治疗无显著差异，同时对 PEF 也无显著调控。

上述实验结果表明，DPM 能够显著增加小鼠 RI，这与多方面原因相关：DPM 沉积在肺组织中无法吸收分解，能够阻塞部分气道；本团队前期研究表明 DPM 能够增加黏蛋白分泌，减少 CFTR、AQP1、AQP5 表达，抑制浆液分泌，进而增加气道分泌物，减弱颗粒物排除，从而进一步阻塞气道；转录组分析结果表明，DPM 能够调控肌细胞收缩，引起收缩异常，从而改变气管直径阻塞气道；本动物实验证明 DPM 能够增加组织炎症，改变气道结构，减少气管直径，从而阻塞气道。同时，DPM 还能显著降低 PEF，这表明受 DPM 影响，气道的通畅性差。在此过程中，柚皮苷能够剂量依赖性地抑制 DPM 所致的 RI 增加，并在高剂量时显著增加 PEF，其原因与其所具有的调控黏蛋白和浆液分泌、抑制炎症、调控 BK_{Ca} 通道舒张平滑肌张力的作用机制相关，其药效与罗氟司特相比更显著。

（二）柚皮苷对小鼠血液白细胞数量的影响

实验通过收集气道滴注 DPM 的 ICR 小鼠眼眶血液，用全自动血液细胞分析仪进行血液白细胞分类计数，分别检测中性粒细胞、淋巴细胞、单核细胞、嗜酸性粒细胞、嗜碱性粒细胞数量及红细胞总数，以白细胞总数，以判断 DPM 所致小鼠 COPD 模型中血液细胞数量及在此过程中柚皮苷的调控作用。结果见图 3-5。

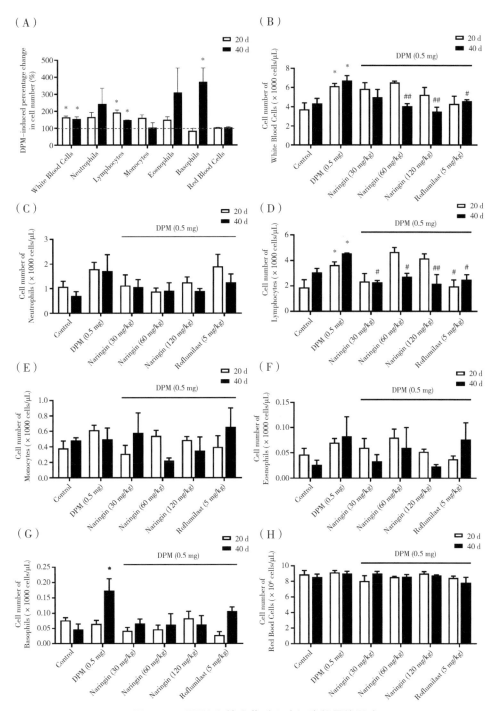

图 3-5 DPM 和柚皮苷对血液细胞数量的影响

（A）细胞数量变化百分比；（B）白细胞总数；（C）中性粒细胞；（D）淋巴细胞；（E）单核细胞；（F）嗜酸性粒细胞；（G）嗜碱性粒细胞；（H）红细胞数量。与 Control 组比较：$^{*}P<0.05$；与 DPM 组比较：$^{\#}P<0.05$，$^{\#\#}P<0.01$。

实验结果表明：从血细胞数量变化百分比来看，0.5 mg DPM 滴注到小鼠肺部后，能够显著增加血液中白细胞含量，其中与正常组相比变化幅度最大的是淋巴细胞（占白细胞 20%～40%）；此外，长期刺激可以升高嗜碱性粒细胞数量，而红细胞数量均无变化。对于白细胞总数来说，20 d 和 40 d 的肺部 DPM 刺激均能引起血液中白细胞数量的增加，其中 40 d 和 20 d 造模相比增加幅度更大，口服柚皮苷 40 d 能在 30～120 mg/kg 浓度范围内剂量依赖性地降低白细胞总数，其中中高剂量柚皮苷（60 mg/kg、120 mg/kg）具有显著差异。此外，罗氟司特也具有显著调控作用，但效果比中高剂量柚皮苷稍弱；而给药 20 d 中柚皮苷和罗氟司特均无法起到显著降低白细胞总数的效果。DPM 所增加的白细胞数目以淋巴细胞为主，柚皮苷和罗氟司特 40 d 治疗后均能显著降低淋巴细胞数目，而 20 d 给药时仅罗氟司特有显著差异。以上结果表明，肺部吸入 DPM 后刺激血液白细胞数量增加，长时间给药柚皮苷能够显著调控此变化，调控以淋巴细胞为主，提示对于 DPM 诱导 COPD 疾病中白细胞增加的治疗需要延长给药时间才具有显著治疗效果。而对于中性粒细胞、单核细胞、嗜酸性粒细胞、嗜碱性粒细胞、红细胞数量来说，DPM、柚皮苷及罗氟司特均无显著调控作用（其中仅 DPM 40 d 刺激组中嗜碱性粒细胞数量显著升高）。

DPM 能够显著增加小鼠白细胞数量，调控以淋巴细胞为主，此与前期转录组结果吻合。与对照组相比 DPM 刺激 40 d 后转录组 GO 分析可富集到白细胞迁移、B 细胞受体信号通路、B 细胞活化的正调控，说明 DPM 被吸入肺组织后对 B 淋巴细胞影响最明显，对该细胞活化具有促进作用。柚皮苷对 DPM 诱导白细胞数量升高的调控作用也以淋巴细胞为主，这与前期转录组结果吻合。与 DPM 刺激组相比柚皮苷给药后肺组织差异基因 GO 分析可富集到白细胞趋化性及白细胞介导的免疫调控，说明柚皮苷对 DPM 诱导 COPD 中白细胞变化具有调控作用，涉及白细胞趋化性及其引起的免疫调控作用。以上结果与第二章组学分析一致，表明动物实验结果能够与组学分析结果相印证。柚皮苷能够调控 DPM 诱导 COPD 中白细胞数量的改变，进而发挥机体抗炎及免疫调控作用。

（三）柚皮苷对小鼠肺组织结构变化的影响

实验通过制作气道滴注 DPM 的 ICR 小鼠肺组织石蜡切片，进行 HE 染色，以观察组织病理变化及炎性细胞聚集。苏木精染液为碱性，可以将组织的嗜碱性结构（如核糖体、细胞核及细胞质中的核糖核酸等）染成蓝紫色；伊红为酸性染料，可以将组织的嗜酸性结构（如细胞内及细胞间的蛋白质）染成粉红色，使整个细胞组织的形态清晰可见。HE 染色可以观察组织形态、炎性聚集等变化，从而评价组织病理变化。结果见图 3-6、图 3-7。

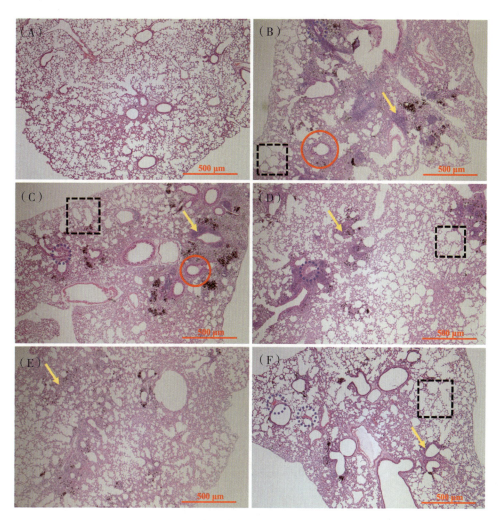

图 3-6 DPM 和柚皮苷处理 20 d 对肺组织结构的影响

（A）空白对照组小鼠肺组织；（B）DPM 滴注小鼠肺组织；（C）DPM 滴注 + 柚皮苷 30 mg/kg 给药组小鼠肺组织；（D）DPM 滴注 + 柚皮苷 60 mg/kg 给药组小鼠肺组织；（E）DPM 滴注 + 柚皮苷 120 mg/kg 给药组小鼠肺组织；（F）DPM 滴注 + 罗氟司特 5 mg/kg 给药组小鼠肺组织。

○表示气管壁增厚，▭表示肺泡壁塌陷，↘表示炎性细胞聚集，◌表示组织出血。

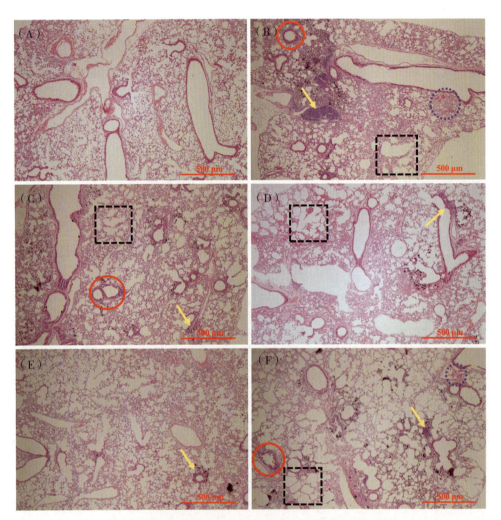

图 3-7 DPM 和柚皮苷处理 40 d 对肺组织结构的影响

（A）空白对照组小鼠肺组织；（B）DPM 滴注小鼠肺组织；（C）DPM 滴注 + 柚皮苷 30 mg/kg 给药组小鼠肺组织；（D）DPM 滴注 + 柚皮苷 60 mg/kg 给药组小鼠肺组织；（E）DPM 滴注 + 柚皮苷 120 mg/kg 给药组小鼠肺组织；（F）DPM 滴注 + 罗氟司特 5 mg/kg 给药组小鼠肺组织。

○表示气管壁增厚，▨表示肺泡壁塌陷，↘表示炎性细胞聚集，⊙表示组织出血。

从实验结果可观察到：20 d 处理时，正常组小鼠肺组织结构规则，肺泡分布均匀，肺泡壁完整无明显塌陷，气管壁完整无增厚，组织无明显炎性细胞聚集及出血位点。而与正常组小鼠相比，0.5 mg DPM 滴注到小鼠肺部后，能够显著改变肺结构，包括明显的肺泡壁塌陷、气管壁增厚、颗粒物沉积附近的炎性细胞聚集、组织受损所致的出血，以上组织结构的改变减少了肺部气体交换的接触面积、增加了气体交换的难度，从而降低了肺功能，影响正常呼吸生理过程。口服柚皮苷能够一定程度减弱 DPM 诱导的肺组织结构异常，包括恢复气管壁及肺泡腔体结构、抑制炎性细胞聚集及组织出血，这些调控作用具有明显的量效关系，高剂量具有更加明显的恢复作用，这可能是柚皮苷调控肺功能的主要原因。阳性对照药罗氟司特也能够一定程度地抑制 DPM 产生的肺组织损伤，但肺组织切片中还是可见到明显的肺泡壁塌陷及组织出血，这可能与罗氟司特上调 Plat 表达相关（升高的 Plat 能够增加纤溶酶原活性，因此具有引发组织出血的风险）。

40 d 处理，正常组小鼠肺组织结构完整无明显异常。与正常组小鼠相比，0.5 mg DPM 滴注到小鼠肺部后，能够显著改变肺结构，组织结构变化与 20 d 造模组一致，均有显著的肺泡壁塌陷、气管壁增厚、炎性细胞聚集及组织出血。口服柚皮苷能够一定程度地减弱 DPM 诱导的肺组织结构改变，此调控作用具有明显的量效关系。阳性对照药罗氟司特也能够一定程度地抑制 DPM 产生的肺组织损伤，但效果较中高剂量柚皮苷有显著差距；此外，其治疗组中有明显组织出血现象。

（四）柚皮苷对小鼠肺组织炎症的影响

实验通过制作气道滴注 DPM 的 ICR 小鼠肺组织石蜡切片，进行免疫组化分析，以确定组织中炎症因子（NF-κB、IL-8、TNF-α）抗原表达的位置及表达量，从而对其进行定位及相对定量。

1. 肺组织免疫组化分析（NF-κB）

核因子 κB（nuclear factor kappa-B，NF-κB）可选择性结合在 B 细胞 κ-轻链增强子上调控许多基因的表达，参与细胞对外界刺激的响应，如细胞因子、辐射、重金属、病毒等。在细胞的炎症反应、免疫应答等过程中 NF-κB 起到关键性作用，其错误调节会引发自身免疫疾病、慢性炎症以及很多癌症。从实验结果（图 3-8、图 3-9）可观察到：20 d 和 40 d 处理后，正常组小鼠肺组织均无明显 NF-κB 表达。此外，可观察到肺组织结构规则，肺泡分布均匀，肺泡壁完整无明显塌陷，气管壁完整无增厚，组织无明显炎性细胞聚集。而与正常组小鼠比较，0.5 mg DPM 滴注到小鼠肺部后，能够显著增加 NF-κB 表达，在气管环 DPM 沉积附近明显表达；此外，20 d 模型组中表达更多说明小鼠炎症急性损伤更明显，同时两组均可以看到明显的肺泡塌陷和气管壁增厚。在 20 d 及 40 d 治疗后，口服柚皮苷均能够显著剂量依赖性地降低组织中 NF-κB 表达，高剂量柚皮苷抑制 DPM 诱导的 NF-κB 表达升高效果更显著，同时还能恢复组织结构、抑制 DPM 所致的气管壁及肺泡腔体增厚。阳性对照药罗氟司特也能显著抑制 DPM 诱导的 NF-κB 表达升高和组织结构病变，具有抗炎作用。

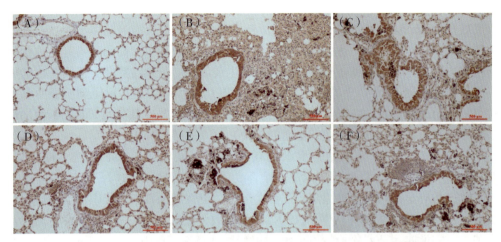

图 3-8 DPM 和柚皮苷处理 20 d 对小鼠肺组织 NF-κB 表达的影响

（A）空白对照组小鼠肺组织；（B）DPM 滴注小鼠肺组织；（C）DPM 滴注 + 柚皮苷 30 mg/kg 给药组小鼠肺组织；（D）DPM 滴注 + 柚皮苷 60 mg/kg 给药组小鼠肺组织；（E）DPM 滴注 + 柚皮苷 120 mg/kg 给药组小鼠肺组织；（F）DPM 滴注 + 罗氟司特 5 mg/kg 给药组小鼠肺组织。

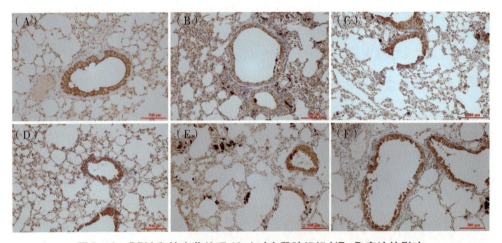

图 3-9 DPM 和柚皮苷处理 40 d 对小鼠肺组织 NF-κB 表达的影响

（A）空白对照组小鼠肺组织；（B）DPM 滴注小鼠肺组织；（C）DPM 滴注 + 柚皮苷 30 mg/kg 给药组小鼠肺组织；（D）DPM 滴注 + 柚皮苷 60 mg/kg 给药组小鼠肺组织；（E）DPM 滴注 + 柚皮苷 120 mg/kg 给药组小鼠肺组织；（F）DPM 滴注 + 罗氟司特 5 mg/kg 给药组小鼠肺组织。

2. 肺组织免疫组化分析（IL-8）

白细胞介素-8（interleukin-8，IL-8）是趋化因子家族的一种细胞因子，在小支气管肺炎、囊性纤维化疾病、COPD 的发病中起重要作用。IL-8 的主要生物学活性是吸引和激活中性粒细胞，两者接触后发生形态变化，定向游走到反应部位并释放一系列活性产物，进而导致机体局部炎症反应，达到杀菌和细胞损伤的目的。此外，IL-8 对嗜酸性粒细胞、嗜碱性粒细胞和淋巴细胞也具有一定调节作用。

从实验结果（图3-10、图3-11）可观察到：20 d 和 40 d 处理后，正常组小鼠肺组织均无明显 IL-8 表达，肺组织结构规则。与正常组小鼠比较，0.5 mg DPM 滴注到小鼠肺部后，能够显著增加 IL-8 表达，同时两组均可以看到明显的肺泡塌陷和气管壁增厚。在 20 d 及 40 d 治疗中，口服柚皮苷均能够显著剂量依赖性地降低组织中 IL-8 表达，高剂量柚皮苷抑制 DPM 诱导的 IL-8 表达升高效果更显著，同时还能恢复组织结构、抑制 DPM 所致的气管壁及肺泡腔体增厚。阳性对照药罗氟司特也能显著抑制 DPM 诱导的 IL-8 表达升高和组织结构病变。

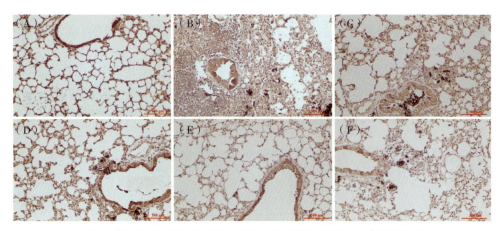

图 3-10　DPM 和柚皮苷处理 20 d 对小鼠肺组织 IL-8 表达的影响
（A）空白对照组小鼠肺组织；（B）DPM 滴注小鼠肺组织；（C）DPM 滴注 + 柚皮苷 30 mg/kg 给药组小鼠肺组织；（D）DPM 滴注 + 柚皮苷 60 mg/kg 给药组小鼠肺组织；（E）DPM 滴注 + 柚皮苷 120 mg/kg 给药组小鼠肺组织；（F）DPM 滴注 + 罗氟司特 5 mg/kg 给药组小鼠肺组织。

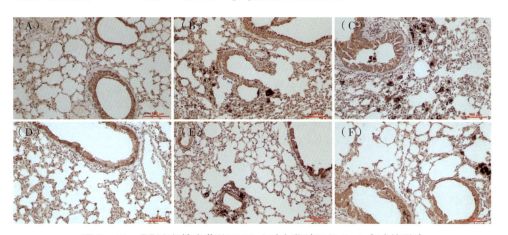

图 3-11　DPM 和柚皮苷处理 40 d 对小鼠肺组织 IL-8 表达的影响
（A）空白对照组小鼠肺组织；（B）DPM 滴注小鼠肺组织；（C）DPM 滴注 + 柚皮苷 30 mg/kg 给药组小鼠肺组织；（D）DPM 滴注 + 柚皮苷 60 mg/kg 给药组小鼠肺组织；（E）DPM 滴注 + 柚皮苷 120 mg/kg 给药组小鼠肺组织；（F）DPM 滴注 + 罗氟司特 5 mg/kg 给药组小鼠肺组织。

3. 肺组织免疫组化分析（TNF-α）

肿瘤坏死因子-α（tumor necrosis factor alpha，TNF-α）主要由活化的单核/巨噬细胞产生，能杀伤和抑制肿瘤细胞、促进中性粒细胞吞噬、抗感染、促进细胞增殖和分化，是重要的炎症因子。淋巴细胞、中性粒细胞、内皮细胞、平滑肌细胞均可在一定刺激下产生TNF-α。临床已证实TNF-α对多种肿瘤具有细胞毒和抑制生长作用，可引起肿瘤坏死、瘤体缩小以致消失，但对正常细胞无影响。

从实验结果（图3-12、图3-13）可观察到：20 d和40 d处理后，正常组小鼠肺组织均无明显TNF-α表达，肺组织结构规则。与正常组小鼠比较，0.5 mg DPM滴注到小鼠肺部后，能够显著增加TNF-α表达。在20 d及40 d治疗中，柚皮苷均能够显著剂量依赖性地降低组织中TNF-α表达，高剂量柚皮苷抑制TNF-α表达升高效果更显著，同时还能恢复组织结构、抑制DPM所致的气管壁及肺泡腔体增厚。阳性对照药罗氟司特也能显著抑制DPM诱导的TNF-α表达升高和组织结构病变。

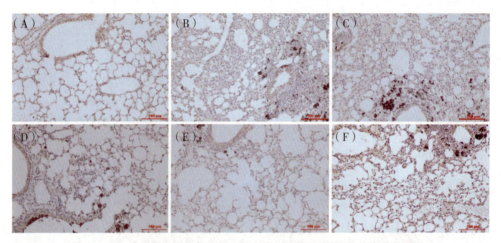

图3-12　DPM和柚皮苷处理20 d对小鼠肺组织TNF-α表达的影响
（A）空白对照组小鼠肺组织；（B）DPM滴注小鼠肺组织；（C）DPM滴注+柚皮苷30 mg/kg给药组小鼠肺组织；（D）DPM滴注+柚皮苷60 mg/kg给药组小鼠肺组织；（E）DPM滴注+柚皮苷120 mg/kg给药组小鼠肺组织；（F）DPM滴注+罗氟司特5 mg/kg给药组小鼠肺组织。

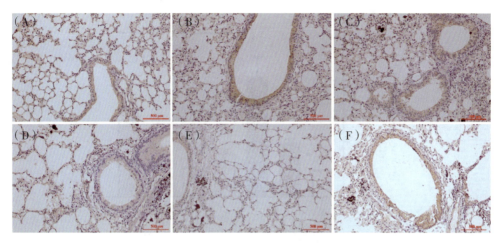

图 3-13　DPM 和柚皮苷处理 40 d 对小鼠肺组织 TNF-α 表达的影响

(A) 空白对照组小鼠肺组织；(B) DPM 滴注小鼠肺组织；(C) DPM 滴注 + 柚皮苷 30 mg/kg 给药组小鼠肺组织；(D) DPM 滴注 + 柚皮苷 60 mg/kg 给药组小鼠肺组织；(E) DPM 滴注 + 柚皮苷 120 mg/kg 给药组小鼠肺组织；(F) DPM 滴注 + 罗氟司特 5 mg/kg 给药组小鼠肺组织。

(五) 柚皮苷对小鼠肺组织关键调控因子 mRNA 表达的影响

实验采用 ICR 小鼠，运用小鼠肺部滴注模型，模拟 DPM 肺中沉积，依据前期转录组测序组间差异基因交集趋势分析结果，通过 qRT-PCR 技术，测定各组中筛选的潜在关键调控基因 mRNA 表达，以确定实际 DPM 所引起的关键基因表达变化及在此过程中柚皮苷的调控作用。依据柚皮苷对 DPM 所引起的差异基因的调控分析，共从转录组结果中筛选若干个基因进行 mRNA 水平的检测，分别为 IL-8、TGF-β1、IL-6、TNF-α、CXCR7、Jag1、Notch1、α-SMA、LEP、mTOR、CHAD、MT-1、MT-2、PER1、REDD1。

1. CHAD 基因表达的调控

CHAD 是气管软骨的组成部分，能够影响软骨环形成、调控肺通气量，并且可以激活 PI3K-Akt 通路，进而抑制 CFTR 表达，降低气道浆液分泌。肺组织 mRNA 检测结果（图 3-14）表明：DPM 气道滴注能够显著升高 CHAD mRNA 表达，40 d 造模组与正常组比较有显著差异。给予柚皮苷治疗 40 d 后，低、中、高剂量柚皮苷均能显著抑制 DPM 诱导的 CHAD 表达升高，而阳性对照药罗氟司特却无显著降低。以上结果与转录组结果吻合，说明 DPM 可促进 CHAD 基因表达，在此过程中柚皮苷具有调控作用，提示柚皮苷能够针对 DPM 引起的这一损伤起到调控作用，这可能是其发挥药效的部分作用机制。

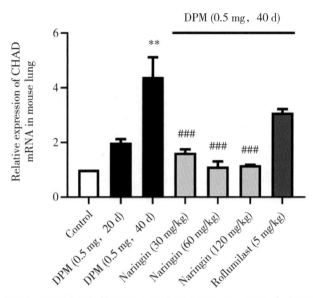

图 3-14　柚皮苷对 DPM 诱导的 ICR 小鼠肺组织 CHAD mRNA 表达增加的抑制作用

DPM 能够增加 CHAD mRNA 表达，而柚皮苷能剂量依赖性地降低其表达水平；罗氟司特无显著影响。与 Control 组比较：** $P<0.01$；与 DPM 组比较：### $P<0.001$。

2. LEP 基因及其相关基因表达的调控

LEP 是 COPD 中的炎症标志物。LEP 能够调节 T 细胞，促进 Th1 和 Th17 细胞积聚增加炎症反应，同时增加 TNF-α、IL-6、IL-8 等细胞因子的释放，具有显著的促炎作用。LEP 还能影响 α-SMA 表达水平，进而促进肺组织间质转化；此外，LEP 还能通过激活 PI3K/Akt/mTOR 途径上调的 p62 表达，进而抑制细胞自噬。通过对间质转化的促进和自噬的抑制，LEP 能够显著促进肺组织纤维化。可以看出，与 LEP 作用相关的基因包括 TNF-α、IL-6、IL-8、α-SMA、mTOR 等。因此，在考察 DPM 和柚皮苷对 LEP 基因表达变化的同时也需检测以上基因的表达水平，以判断 DPM 及柚皮苷通过影响 LEP 基因表达所产生的调控作用效果。结果见图 3-15 至图 3-20。

肺组织 mRNA 检测结果发现：DPM 气道滴注 20 d 和 40 d 均能够显著升高 LEP mRNA 表达。柚皮苷治疗 40 d 能够显著抑制 DPM 诱导的 LEP 表达升高，其中中高剂量与模型组相比具有显著差异，高剂量组下调更明显，而阳性对照药罗氟司特却无显著降低。以上结果与转录组数据吻合，说明 DPM 可促进 LEP 基因表达，在此过程中柚皮苷具有调控作用。

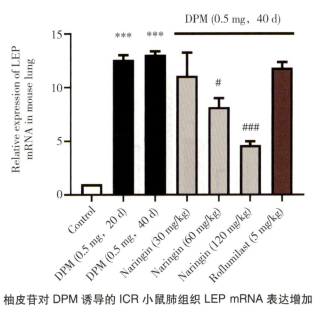

图 3 – 15　柚皮苷对 DPM 诱导的 ICR 小鼠肺组织 LEP mRNA 表达增加的抑制作用

DPM 能够增加 LEP mRNA 表达，而柚皮苷能剂量依赖性地降低其表达水平；罗氟司特无显著影响。与 Control 组比较：*** $P < 0.001$；与 DPM 组比较：# $P < 0.05$，### $P < 0.001$。

DPM 气道滴注能够显著升高 TNF-α、IL-6、IL-8、mTOR 的 mRNA 表达水平，但除 IL-8 外，其他 3 个基因中仅 40 d 造模组与正常组相比有显著差异。柚皮苷治疗 40 d 能够显著抑制 DPM 诱导的基因表达升高，其下调作用具有剂量依赖效应，但各基因下调起效剂量不同。阳性对照药罗氟司特对 DPM 诱导的 TNF-α、IL-6、IL-8 表达升高同样具有显著下调作用，而对 mTOR 基因表达却无显著调控作用。对于 α-SMA mRNA 表达来说，DPM 及药物均对其表达无显著调控，推测可能是由于造模及治疗时间较短，没有达到更为显著的组织纤维化病变。以上结果提示：DPM 所诱导的肺组织 LEP 表达增加，可以通过影响相关基因表达产生组织炎症、自噬及组织结构间质转化所诱发的肺功能降低等 COPD 疾病相关表征。柚皮苷能够一定程度降低 LEP 表达并调控相关基因水平，进而发挥抗 COPD 的作用，推测其对肺组织 LEP 含量的调控作用可能是其发挥治疗 COPD 作用的机制之一。

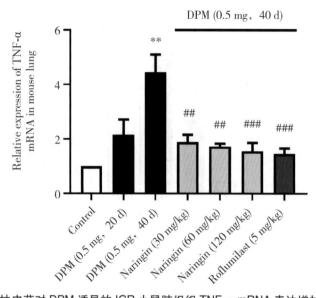

图 3 – 16　柚皮苷对 DPM 诱导的 ICR 小鼠肺组织 TNF-α mRNA 表达增加的抑制作用

DPM 能够增加 TNF-α mRNA 表达，而柚皮苷能剂量依赖性地降低其表达水平；罗氟司特也可以显著影响该基因表达。与 Control 组比较：** $P<0.01$；与 DPM 组比较：## $P<0.01$，### $P<0.001$。

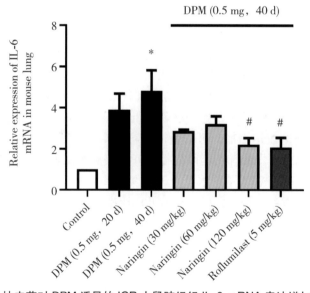

图 3 – 17　柚皮苷对 DPM 诱导的 ICR 小鼠肺组织 IL-6 mRNA 表达增加的抑制作用

DPM 能够增加 IL-6 mRNA 表达，而柚皮苷能降低其表达水平；罗氟司特也可以显著影响该基因表达。与 Control 组比较：* $P<0.05$；与 DPM 组比较：# $P<0.05$。

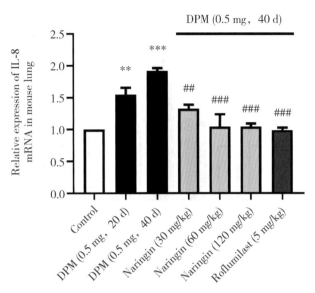

图 3 - 18　柚皮苷对 DPM 诱导的 ICR 小鼠肺组织 IL-8 mRNA 表达增加的抑制作用

DPM 能够增加 IL-8 mRNA 表达，而柚皮苷能剂量依赖性地降低其表达水平；罗氟司特也可以显著影响该基因表达。与 Control 组比较：** $P<0.01$，*** $P<0.001$；与 DPM 组比较：## $P<0.01$，### $P<0.001$。

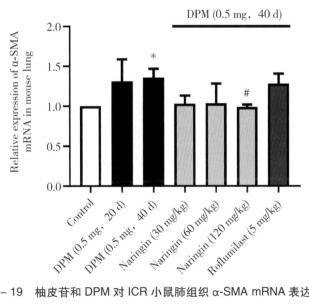

图 3 - 19　柚皮苷和 DPM 对 ICR 小鼠肺组织 α-SMA mRNA 表达影响

与 Control 组比较：* $P<0.05$；与 DPM 组比较：# $P<0.05$。

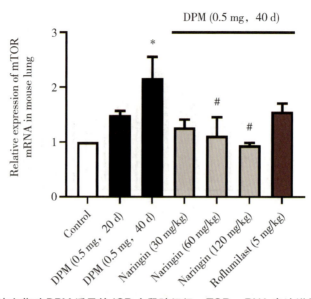

图 3-20 柚皮苷对 DPM 诱导的 ICR 小鼠肺组织 mTOR mRNA 表达增加的抑制作用

DPM 能够增加 mTOR mRNA 表达,而柚皮苷能剂量依赖性地降低其表达水平;罗氟司特对其表达水平无显著影响。与 Control 组比较:* $P<0.05$;与 DPM 组相比:# $P<0.05$。

3. MT1/2 基因表达的调控

MT1/2 是富含半胱氨酸的金属结合蛋白,可作为金属螯合解毒剂,对非基本的金属元素有抑制和解毒作用,也可作为自由基清除剂,具有很强的抗氧化活性。肺组织 mRNA 检测结果(图 3-21、图 3-22)表明:DPM 气道滴注 20 d 和 40 d 均能够显著降低 MT1 和 MT2 的 mRNA 表达,其中 40 d 造模组降低更明显。柚皮苷治疗 40 d 能够显著抑制 DPM 诱导的 MT1/2 表达降低,对于 MT1 表达,中高剂量组与模型组相比具有显著差异;而对于 MT2 表达,仅高剂量组能发生显著回调。阳性对照药罗氟司特与模型组相比均无显著回调。以上结果与转录组数据吻合,说明 DPM 可抑制 MT1/2 基因表达,而柚皮苷具有调控作用。DPM 中含有大量金属分子,因此对机体具有严重损伤,而柚皮苷能够升高 MT 表达,其作用效果不仅螯合了这些金属离子减弱了他们造成的损伤,还清除了自由基降低了组织氧化损伤,提示柚皮苷能够针对 DPM 引起的这一损伤起调控作用。

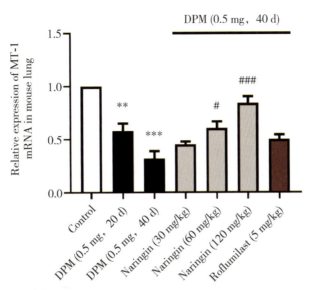

图 3-21　柚皮苷对 DPM 诱导的 ICR 小鼠肺组织 MT-1 mRNA 表达下降的抑制作用

DPM 能够降低 MT-1 mRNA 表达，而柚皮苷能剂量依赖性地提升其表达水平；罗氟司特无显著影响。与 Control 组比较：** $P<0.01$，*** $P<0.001$；与 DPM 组比较：# $P<0.05$，### $P<0.001$。

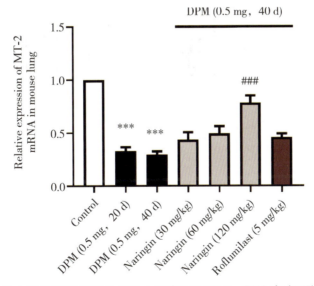

图 3-22　柚皮苷对 DPM 诱导的 ICR 小鼠肺组织 MT-2 mRNA 表达下降的抑制作用

DPM 能够降低 MT-2 mRNA 表达，在此基础上柚皮苷能剂量依赖性的提升其表达水平；罗氟司特无显著影响。与 Control 组比较：*** $P<0.001$；与 DPM 组比较：### $P<0.001$。

4. PER1 基因表达的调控

PER1 是时钟基因，作为肿瘤抑制因子其异常表达和异常节律与恶性肿瘤发生和发展密切相关，同时还影响全身及组织炎症和细胞铁含量过载。肺组织 mRNA 检测结果（图 3-23）表明：DPM 气道滴注 20 d 和 40 d 均能够显著降低 PER1 mRNA 转录，其中 40 d 造模组降低更明显。而柚皮苷中高剂量组能够显著抑制 DPM 诱导的 PER1 表达降低，低剂量组无显著回调。阳性对照药罗氟司特与模型组相比也无显著差异。以上结果与转录组数据吻合，说明 DPM 可抑制 PER1 基因表达，柚皮苷具有调控作用。前期研究也证实，环境颗粒物能够显著降低 PER1 表达，进而引起肺组织节律紊乱、组织炎症及氧化损伤增加，诱发肺功能障碍。与槲皮素类似，柚皮苷也能够调控肺组织 PER1 表达，具有抑制肺节律紊乱和组织炎症的作用，且有降低 COPD 并发症肺癌发病风险的药效潜力。

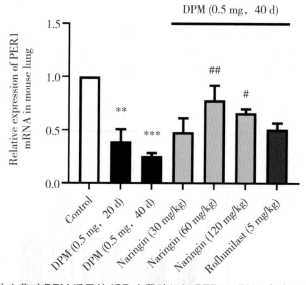

图 3-23 柚皮苷对 DPM 诱导的 ICR 小鼠肺组织 PER1 mRNA 表达下降的抑制作用

DPM 能够降低 PER1 mRNA 表达，而柚皮苷能提升其表达水平；罗氟司特无显著影响。与 Control 组比较：** $P<0.01$，*** $P<0.001$；与 DPM 组比较：# $P<0.05$，## $P<0.01$。

5. REDD1 基因表达的调控

REDD1 是一种应激反应蛋白，具有肿瘤抑制作用，其异常表达与细胞凋亡、自噬明显相关。REDD1 表达增加能够调控细胞存活，诱导非小细胞肺癌细胞凋亡，降低其侵袭性。肺组织 mRNA 检测结果（图 3-24）表明，DPM 气道滴注 20 d 和 40 d 均能够显著降低 REDD1 mRNA 转录。柚皮苷中高剂量组能够显著抑制 DPM 诱导的 REDD1 表达降低，而低剂量组无显著回调。阳性对照药罗氟司特与模型组比较无显著差异。以上结果与转录组数据吻合，说明 DPM 可抑制 REDD1 基因表达，柚皮苷具有调控作用，能够通过脂质代谢重编程影响细胞生长、凋亡、自噬和代谢等进程，具有降低 COPD 并发症肺癌发病风险的药效潜力。

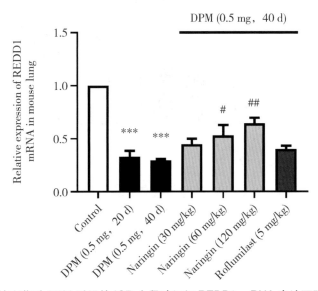

图 3 – 24　柚皮苷对 DPM 诱导的 ICR 小鼠肺组织 REDD1 mRNA 表达下降的抑制作用

DPM 能够降低 REDD1 mRNA 表达，而柚皮苷能剂量依赖性地提升其表达水平；罗氟司特无显著影响。与 Control 组比较：*** $P<0.001$；与 DPM 组相比：# $P<0.05$，## $P<0.01$。

6. CXCR7 基因及其相关基因表达的调控

CXCR7 参与调控细胞黏附、迁移、增殖及血管生成。CXCR7 表达降低能够通过 Jag1-Notch 途径促进 TGF-β1 介导的间质转化，同时促使成纤维细胞增殖并增加细胞外基质的沉积，进而诱导肺组织纤维化；CXCR7 表达增加能够降低细胞对 TGF-β1 诱导肺纤维化的敏感性和胞外基质及胶原蛋白的沉积，起到肺泡修复和抗纤维化的作用。[158-160] 与 CXCR7 作用相关的基因包括 Jag1、Notch、TGF-β1 等。因此，在考察 DPM 和柚皮苷对 CXCR7 基因表达变化的同时也需检测以上基因的表达水平，以判断 DPM 及柚皮苷通过影响 CXCR7 基因表达所产生的调控作用效果。结果见图 3 – 25 至图 3 – 28。

肺组织 mRNA 检测结果表明：DPM 气道滴注 20 d 和 40 d 均能够显著降低 CXCR7 mRNA 转录。柚皮苷高剂量能够显著抑制 DPM 诱导的 CXCR7 表达降低，而低中剂量组无显著回调；罗氟司特与模型组相比具有显著差异，能够上调 CXCR7 基因表达；以上结果与转录组数据吻合。

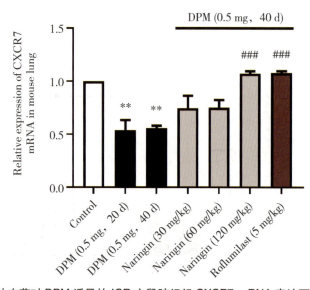

图 3 - 25　柚皮苷对 DPM 诱导的 ICR 小鼠肺组织 CXCR7 mRNA 表达下降的抑制作用

DPM 能够降低 CXCR7 mRNA 表达，而柚皮苷能剂量依赖性地提升其表达水平；罗氟司特同样可以显著增加该基因表达。与 Control 组比较：** $P<0.01$；与 DPM 组比较：### $P<0.001$。

DPM 气道滴注能够升高 TGF-β1、Jag1、Notch1 的 mRNA 表达水平，但仅 Jag1 具有显著差异。柚皮苷治疗 40 d 能够抑制 DPM 诱导的基因表达升高，其下调作用有一定的剂量依赖效应，但各基因下调起效剂量不同。阳性对照药罗氟司特仅对 TGF-β1 表达升高具有显著下调作用。对于 Notch1 mRNA 表达来说，DPM 及药物均对其表达无显著调控，仅有调控变化趋势而无统计学差异。本团队推测这可能是由于造模及治疗时间较短，没有达到更为显著的组织纤维化病变。以上结果提示：DPM 所诱导的肺组织 CXCR7 表达降低，可以通过影响相关基因表达调控细胞凋亡和迁移及组织间质转化所诱发的肺功能降低等 COPD 疾病相关表征。柚皮苷能够一定程度升高 CXCR7 表达并调控相关基因，发挥组织修复及抗组织纤维化的作用，推测其对肺组织 CXCR7 含量的调控作用可能是其发挥治疗 COPD 药效作用的机制之一。

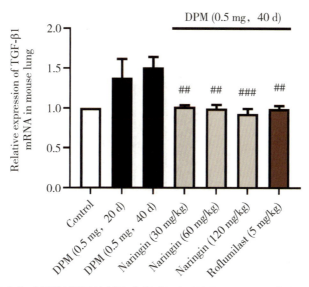

图 3-26　柚皮苷对 DPM 诱导的 ICR 小鼠肺组织 TGF-β1 mRNA 表达增加的抑制作用

DPM 能够增加 TGF-β1 mRNA 表达，而柚皮苷能剂量依赖性地降低其表达水平；罗氟司特也可以显著影响该基因表达。与 DPM 组比较：## $P<0.01$，### $P<0.001$。

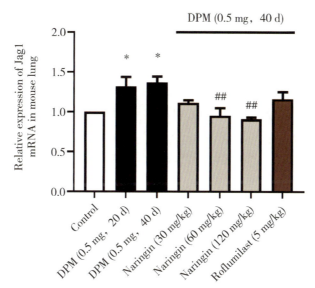

图 3-27　柚皮苷对 DPM 诱导的 ICR 小鼠肺组织 Jag1 mRNA 表达增加的抑制作用

DPM 能够增加 Jag1 mRNA 表达，而柚皮苷能剂量依赖性地降低其表达水平；罗氟司特对此无显著影响。与 Control 组比较：* $P<0.05$；与 DPM 组比较比：## $P<0.01$。

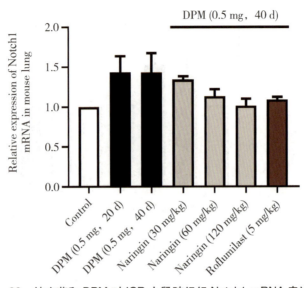

图 3-28 柚皮苷和 DPM 对 ICR 小鼠肺组织 Notch1 mRNA 表达影响

(六) 柚皮素对 BEAS-2B 细胞存活率的影响

本团队前期研究结果表明,柚皮苷经口服给药胃肠吸收后可经肝脏和肠道代谢为柚皮素,并以此作为主要形式在体内存在。[184-186] 通常在体动物实验中多使用柚皮苷口服给药,而在离体细胞实验中多使用柚皮素孵育给药,以此考察药效作用机制。

实验采用 BEAS-2B 细胞,模拟 DPM 在肺上皮细胞中沉积及药物的治疗过程,运用 MTS 技术,考察 DPM 和柚皮素对呼吸道上皮细胞存活率的影响。结果(图 3-29)表明:200 μg/mL DPM 孵育 60 h 对 BEAS-2B 细胞活性无显著影响;同时一起孵育药物 60 h,低、中、高剂量柚皮素和罗氟司特均对细胞活性无显著影响。在实验中选用的药物安全剂量分别为:柚皮素(25 μmol/L、50 μmol/L、100 μmol/L)、罗氟司特(50 nmol/L),孵育 60 h 后细胞活性无显著变化。

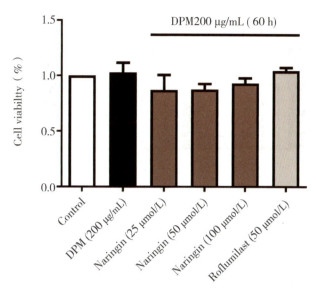

图 3-29 DPM、柚皮素、罗氟司特对 BEAS-2B 细胞活性的影响

（七）柚皮素对 BEAS-2B 细胞关键调控因子蛋白表达的影响

实验采用 BEAS-2B 细胞，模拟 DPM 在肺上皮细胞中的沉积及药物的治疗过程，依据前期转录组测序组间差异基因交集趋势分析结果及小鼠肺组织 qRT-PCR 分析数据，运用 Elisa 及 BCA 技术，测定经组学筛选及 qRT-PCR 验证的部分关键调控因子蛋白表达水平，考察柚皮素在 DPM 刺激下对细胞关键调控因子蛋白质表达的调控作用。依据前期实验柚皮苷对 DPM 引起差异基因 mRNA 表达的调控结果，共考察以下基因蛋白表达水平：LEP、TNF-α、IL-6、PER1、CXCR7、Jag1。结果见图 3-30。

结果表明：200 μg/mL DPM 孵育 48 h 后检测各蛋白表达水平，发现 DPM 能够显著增加 LEP、TNF-α、IL-6、Jag1 蛋白表达；柚皮素与 DPM 共同孵育能显著抑制这些蛋白表达的升高，其调控作用具有剂量依赖效应；罗氟司特也可以显著降低 LEP、TNF-α、IL-6 蛋白表达，而对 Jag1 却无明显调控作用。DPM 能够显著抑制 PER1、CXCR7 蛋白表达，柚皮素能够剂量依赖性地恢复蛋白表达，此过程中罗氟司特也具有显著调控作用。实验结果与前期转录组测序组间差异基因交集趋势分析结果及小鼠肺组织 qRT-PCR 验证结果基本吻合。这证明前期动物实验结果可靠，相关结果可以在人正常呼吸道上皮细胞中重复。这说明柚皮苷对 DPM 诱导 COPD 的调控作用可以通过对以上关键基因 mRNA 转录及蛋白翻译步骤的调控实现。

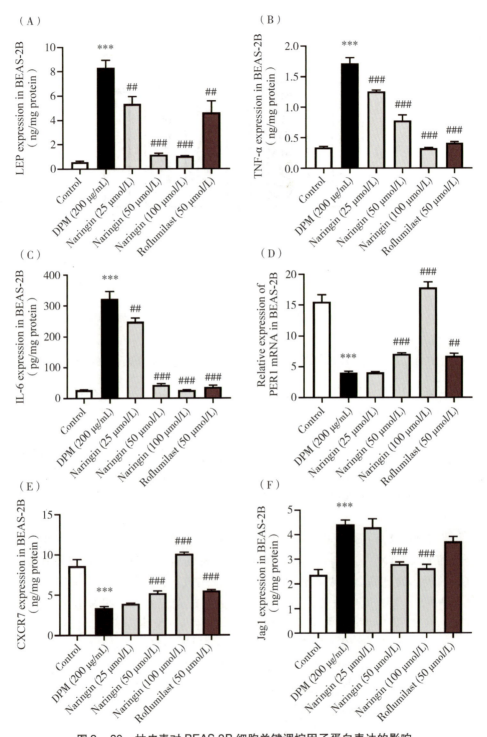

图 3-30　柚皮素对 BEAS-2B 细胞关键调控因子蛋白表达的影响

（A）LEP；（B）TNF-α；（C）IL-6；（D）PER1；（E）CXCR7；（F）Jag1 蛋白表达调控。与 Control 组比较：*** $P<0.001$；与 DPM 组比较：## $P<0.01$，### $P<0.001$。

第三节 本章小结

COPD 是一种可预防和治疗的进行性疾病,涵盖了肺功能降低和慢性支气管炎,其气流受限通常是进行性的,并与肺部对有害颗粒物的异常炎症反应有关,其发病原因与环境中的 DPM 浓度息息相关。[1] DPM 对肺组织的反复刺激损伤和组织修复,使得肺组织结构发生明显变化,进而产生慢性炎症,影响中央和外周气道、肺实质、肺泡及肺血管,肺部炎症和结构的变化会随疾病的加重而增加。

近期研究表明:①DPM 通过影响 TRPA1 和 TRPV1 表达,上调小鼠 OVA 敏感性,增加气道阻力和肺顺应性,恶化哮喘发病症状;[105] ②DPM 能上调黏蛋白 MUC4 与 MUC5AC 表达,增加浆液分泌黏性;[106-107] ③DPM 能通过激活 TLR4/MyD88 通路及 NLRP3 炎症小体诱导 IL-1β 分泌,并在升高肺组织巨噬细胞、中性粒细胞、淋巴细胞、嗜酸细胞活化趋化因子、IL-5 水平的同时,增加小鼠肺泡灌洗液及血液中 IL-6 和 TNF-α 水平,引起呼吸系统及全身炎症反应;[108-110] ④此外,DPM 能够在升高肺组织 LDH 及 ROS 的同时降低肺上皮细胞 CAT 与 SOD 活性,并引起细胞自噬,产生组织氧化损伤。[111-112] 可以看出,DPM 对 COPD 的诱导因素是多方面的,既影响肺功能,又影响呼吸道浆液及黏液分泌,还会引起组织炎症及氧化损伤,以上几点正是 COPD 发病的关键影响因素。

DPM 是大气颗粒物污染的主要成分,也是 DPM 的重要来源,其成分及含量已知,易于进行重复实验,故可在实验中使用 DPM 模拟 DPM,以考察 DPM 诱导的 COPD 疾病进程及柚皮苷在此过程中的治疗作用。针对 COPD 疾病治疗,需从多角度进行全方位药效评价,包括肺功能、组织炎症、氧化损伤、痰液分泌等方面。前期我们已考察了 DPM 和柚皮苷对小鼠肺组织浆液及黏液分泌的调控效果及机制,发现 DPM 引起的呼吸道浆液分泌异常主要表现在组织肺水肿升高、黏蛋白分泌增加及 CFTR、AQP1 与 AQP5 离子水分转运通道表达降低等方面,柚皮苷能够逆转 DPM 对呼吸系统浆液分泌的损伤。而柚皮苷对 DPM 所致肺功能异常、组织炎症、氧化损伤的调控作用效果及机制还没有深入研究。本章节正是针对此情况,结合前期转录组实验结果,从组织及细胞两个方面考察药效机制并筛选验证关键调控基因。

肺功能调控方面:COPD 中主要损伤的是小气道,由于小气道的弹性组织被破坏,其产生的弹性阻力既是吸气的阻力,又是呼气的动力,因此使得 Cchord 升高和 Cdyn 下降。疾病表现中的肺泡过度扩张,促使弹性纤维被破坏,肺泡回缩力下降，也促使 COPD 中 Cchord 的增高。动物实验结果也证明，DPM 能够诱导 COPD 小鼠中肺功能的改变，包括增加 RI 和 Cchord，减少 Cdyn 和 PEF，这与临床中 COPD 特征一致。这一方面说明动物造模成功，另一方面也证明了 DPM 对肺功能的抑制。而这种抑制作用与多方面因素相关：DPM 沉积在肺组织中无法吸收分解，能够阻塞部分气道；DPM 能够增加黏蛋白分泌抑制浆液分泌，减弱颗粒物排除；DPM 能够调控肌细胞收缩，改变气管直径；DPM 能够诱导组织炎症，改变组织形态，从而阻塞气道。第二章转录组数据也证明 DPM 能够对肌细胞产生影响，其 GO 富集的通路包括肌钙蛋白复合物、横纹肌细丝、肌原纤维、收缩纤维。口服给药柚皮苷后，小鼠肺功能发生明显变化，包括减少 RI 和 Cchord，增加 Cdyn 和 PEF，这与临床中 COPD 治疗评估内容一致，说明柚皮苷对 DPM 诱导的 COPD 小鼠肺功能异常有一定调控作用。这种对肺功能的保护作用与柚皮苷的药效作用机制明显相关。柚皮苷能够调控黏蛋白和浆液分泌，改善呼吸道液体分泌，增加颗粒物排出；柚皮苷能够抑制炎症及氧化反应，影响组织结构；柚皮苷能够通过调控 BK_{Ca} 通道，舒张平滑肌张力，改善气管直径。转录组 GO 富集的通路为赋予抗张强度的细胞外基质结构，也证明柚皮苷能够调控组织张力。以上实验证明，柚皮苷能够改善 DPM 诱导的 COPD 小鼠肺功能异常，具有明显的治疗效果。

血液白细胞调控方面：COPD 是呼吸系统疾病，主要影响肺组织，但也会对机体产生严重的全身性影响。宿主对吸入的刺激物会产生炎症反应，其中活化的巨噬细胞和增加的白细胞是该过程中的核心细胞，整个过程受多条炎症通路的调控影响。DPM 能够显著增加小鼠白细胞数量，调控以淋巴细胞为主，这与转录组 GO 富集分析结果吻合（白细胞迁移、B 细胞受体信号通路、B 细胞活化的正调控），说明 DPM 吸入肺组织后对 B 淋巴细胞影响最明显，对其活化有促进作用。柚皮苷对白细胞数量升高的调控作用也以淋巴细胞为主，也与前期转录组 GO 富集分析结果吻合（白细胞趋化性及白细胞介导的免疫调控），说明柚皮苷对 DPM 诱导 COPD 中白细胞变化具有调控作用，涉及白细胞趋化性及其引起的免疫调控作用。以上实验证明，柚皮苷能够调控 DPM 诱导 COPD 白细胞数量的改变，发挥机体抗炎及免疫调控作用，具有明显的 COPD 治疗效果。

肺组织结构调控方面：COPD 病理分析中常见的肺组织结构变化包括气道狭窄及重塑、杯状细胞增生，中央气道黏液分泌腺增大，肺泡融合等。DPM 刺激后，小鼠肺组织发生明显变化，可见肺泡壁塌陷、气管壁增厚、颗粒物沉积附近的炎性细胞聚集、组织受损所致的出血，均为 COPD 中显著的病理表现，以上组织结构的改变减少了肺部气体交换的接触面积，增加了气体交换的难度，从而降低了肺功能，影响正常呼吸生理过程。这种肺组织结构的异常改变正是 DPM 降低肺功能的主要原因之一。对此，柚皮苷能够一定程度减弱 DPM 诱导的肺组织结构异常，包括恢复气管壁及肺泡腔体结构、抑制炎性细胞聚集及组织出血，这些调控作用具有明显的量效关系，高剂量具有更加明显的恢复作用，推测这可能是柚皮苷调控肺功能的主要原因之一。以上实验证明，柚皮苷能够调控 DPM 诱导 COPD 肺组织结构改变，进而影响肺功能，具有明显的 COPD 治疗效果。

肺组织炎症调控方面：COPD 作为与异常免疫反应相关的炎性疾病，其患者肺组织均有严重的炎症损伤。免疫组化实验考察组织中炎症因子（NF-κB、IL-8、TNF-α）的定位及相对表达量，能够直观地判断 DPM 及柚皮苷对肺组织炎症的影响。与正常组相比，DPM 滴注后肺组织 NF-κB、IL-8、TNF-α 表达显著增加，其在气管环 DPM 沉积附近表达明显，同时可以看到明显的肺泡塌陷和气管壁增厚。柚皮苷能够剂量依赖性地降低组织中 NF-κB、IL-8、TNF-α 表达，恢复组织结构、抑制 DPM 所致的气管壁及肺泡腔体增厚。以上实验证明，柚皮苷在改善 DPM 诱导 COPD 肺组织结构改变的同时，还能够抑制炎症因子表达，影响组织炎症损伤，因此具有明显的 COPD 治疗效果。

肺组织关键调控因子表达方面：DPM 和柚皮苷对动物肺功能、血液白细胞、肺组织结构及炎症的调控依赖于其对蛋白功能和基因的表达调节。通过第二章转录组对各组间差异基因交集趋势分析，初步筛选出了柚皮苷在 DPM 诱导 COPD 中的关键调控因子。通过细化各关键基因调控内容，依据 COPD 疾病症状，将筛选的柚皮苷调控关键基因 LEP、CHAD、MT-1、MT-2、PER1、REDD1、CXCR7 细化为 5 个方面：肺功能障碍、组织炎症、氧化损伤、组织纤维化、潜在细胞癌变，并根据各基因作用的通路相关基因（IL-8、TGF-β1、IL-6、TNF-α、Jag1、Notch1、α-SMA、mTOR）进行 mRNA 和蛋白质表达测定验证，探讨可能的 DPM 致病原因及柚皮苷治疗 COPD 的药效机制。

转录及翻译水平检测基因表达与组学筛选结果一致，DPM 能影响多个基因表达，而柚皮苷对这些变化具有抑制作用，可以反向调控 DPM 对基因的调控。

对 CHAD 表达的调控涉及肺功能改变，CHAD 是气管软骨的组成部分，能够影响软骨环形成、调控肺通气量，DPM 诱导升高及柚皮苷下调 CHAD 表达可能是其调控肺功能的机制之一。

对 LEP 表达的调控涉及肺功能改变、组织炎症和纤维化。LEP 是 COPD 中的炎症标志物，能够调节 T 细胞增加炎症反应，同时增加 TNF-α、IL-6、IL-8 等细胞因子的释放，具有促炎作用，能影响 α-SMA 表达水平，促进肺组织间质转化；还能通过激活 PI3K/Akt/mTOR 途径抑制细胞自噬。通过对间质转化的促进和自噬的抑制，LEP 能够显著促进肺组织纤维化。实验结果证明，DPM 和柚皮苷能够通过调控 LEP 表达并影响下游基因（TNF-α、IL-6、IL-8、α-SMA、mTOR）水平，进而从组织结构变化、炎症损伤及纤维化影响 COPD 进程。

对 MT1/2 表达的调控涉及组织氧化损伤，MT1/2 可作为金属螯合解毒剂，对非基本金属元素有抑制和解毒作用，也可作为自由基清除剂，具有很强的抗氧化活性。DPM 中含有大量金属分子，对机体造成严重损伤，而柚皮苷能够升高 MT 表达，其作用效果不仅螯合了这些金属离子减弱了它们造成的损伤，还清除了自由基降低了组织氧化损伤。

对 PER1 表达的调控涉及组织炎症损伤、纤维化及肺癌。PER1 作为肿瘤抑制因子在正常肺组织中有较高表达量,其异常表达和异常节律与恶性肿瘤的发生发展密切相关,同时还影响全身及组织炎症,当其被强制表达后可促使癌细胞生长减少和克隆存活的丧失,从而抑制肿瘤的发展。[148-149] 本实验与前期研究结果一致,证明 DPM 能够显著降低 PER1 及下游炎症因子 TNF-α、IL-6、IL-1β 的表达,进而引起肺组织节律紊乱,与环境颗粒物所引起的氧化损伤及炎症共同造成血管、支气管周围炎症、组织增生及系统氧化应激增加,进而诱发肺功能障碍等 COPD 疾病表征。柚皮苷能够调控 PER1 表达,因此具有抑制肺节律紊乱和组织炎症的药效作用,以及降低 COPD 并发症肺癌发病风险的药效潜力。

对 REDD1 表达的调控涉及肺功能改变、组织纤维化及肺癌。REDD1 具有肿瘤抑制作用,其异常表达与细胞凋亡、自噬明显相关,其表达降低定义了以脂质代谢重新编程、侵袭性和转移性及不良预后为特征的肿瘤亚群;其表达增加能够调控细胞存活、诱导非小细胞肺癌细胞凋亡、降低其侵袭性。[151-154] DPM 能够抑制 REDD1 在肺组织中的表达,本团队推测长期刺激能够诱发肺细胞癌变。柚皮苷可以上调 REDD1 基因表达,提示柚皮苷能够针对 DPM 所抑制的 REDD1 基因功能产生调控作用,进而调控细胞存活及代谢同时具有潜在的抗癌活性。

对 CXCR7 表达的调控涉及肺功能改变及组织纤维化。CXCR7 可以参与调控细胞黏附、迁移、增殖及血管生成,其表达降低能够通过 Jag1-Notch 途径促进 TGF-β1 介导的间质转化,同时促使成纤维细胞增殖并增加细胞外基质的沉积,进而诱导肺组织纤维化;其表达增加能够降低细胞对 TGF-β1 诱导肺纤维化的敏感性和胞外基质及胶原蛋白的沉积,起到肺泡修复和抗纤维化的作用。[158-160] 实验结果表明,DPM 和柚皮苷能够通过调控 CXCR7 表达及下游基因 TGF-β1、Jag1 水平,进而影响肺组织间质转化所产生的肺纤维化和肺损伤。

柚皮苷对 DPM 诱导 COPD 的调控作用与机制研究总结见图 3-31。

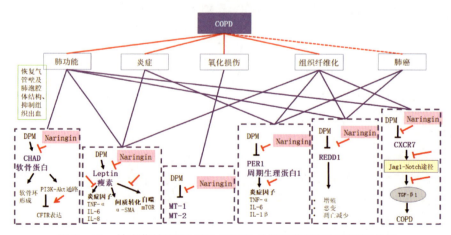

图 3-31 柚皮苷对 DPM 诱导 COPD 的调控作用与机制研究总结

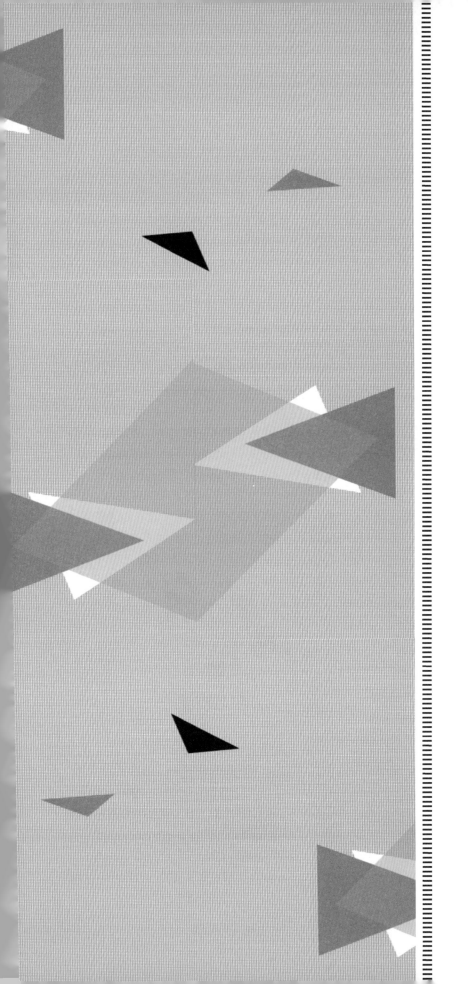

第四章 全书总结

本书主要研究 DPM 诱导小鼠 COPD 的发病机制及柚皮苷在此过程中的调控作用。在本团队前期研究的基础上，通过建立 DPM 诱导的小鼠 COPD 模型，从肺功能障碍、组织炎症、氧化损伤、组织纤维化、潜在细胞癌变这五个方面入手，采用转录组差异基因 GO 及 KEGG 富集分析判断 DPM 及药物的调控功能及作用通路，同时采用组间差异基因交集趋势分析筛选柚皮苷对 DPM 诱导 COPD 的潜在调控关键基因，在此基础上考察 DPM 诱导的 COPD 小鼠的肺功能、血液细胞数量、肺组织结构、炎症因子表达及分布等相关指标；同时利用分子生物学技术，测定筛选的潜在调控关键基因及其调控相关基因在小鼠肺组织中的 mRNA 表达变化及在人呼吸道上皮细胞中的蛋白表达变化，以验证筛选结果探讨柚皮苷调控作用机制。相关研究结果将为柚皮苷的开发利用提供科学依据，对相关疾病的治疗具有重要意义。

一、柚皮苷对 DPM 诱导小鼠 COPD 肺组织转录组表达的调控作用

通过对 40 d 造模及给药处理的 4 组动物肺组织进行总 RNA 提取，建立 cDNA 文库并测序，得到样本中所有蛋白编码基因的表达量，分别进行两两组间的差异表达及趋势分析；获得不同样本间差异表达 mRNA 基因集及表达量变化关系，对此进行 GO 和 KEGG 富集分析，并筛选药物在 DPM 引起 COPD 疾病中的关键调控基因，重点考察模型致病原因及柚皮苷对这些通路的调控效果及潜在作用机制。

研究结果表明：DPM 作用肺组织以胞外调控为主，通过影响膜受体、细胞因子、趋化因子、外泌体等方面，使得肺组织发生病变异常，改变机体正常生理功能，包括肺功能、痰液分泌、组织炎症等，其组学分析结果与临床 COPD 疾病症状一致，证实了 DPM 能够引起肺损伤并诱导 COPD 产生。柚皮苷的调控多与机体受外来刺激物的反应有关，调控包括免疫应答、炎症反应、细胞趋化性，涵盖了呼吸肌张力收缩、液体分泌、免疫炎症调控等方面，并以胞外调控为主，通路涉及多样，可影响细胞因子、趋化因子、细胞节律等。柚皮苷与 DPM 相关调控通路基本相似，提示柚皮苷能够针对 DPM 引起 COPD 中的肺功能异常、痰液分泌增加、组织炎症免疫反应等指标，具有一定调控作用和治疗潜力。柚皮苷与罗氟司特相比，差异集中于调控机体免疫反应，特别涉及 B 细胞相关的免疫调控及吞噬作用，涉及的通路与先天性免疫应答、内皮细胞的增殖、迁移、分化及平滑肌细胞的增殖相关，提示柚皮苷在肺组织免疫调控及肺功能恢复方面相比罗氟司特更具有调控潜力和竞争优势。通过差异基因表达趋势分析，同时细化各关键基因调控内容，依据 COPD 疾病症状，共筛选出柚皮苷调控关键基因包括 LEP、CHAD、MT1/2、PER1、REDD1、CXCR7，此基因与 COPD 五大病变相关，包括肺功能障碍、组织炎症、氧化损伤、组织纤维化、潜在细胞癌变。

二、柚皮苷对DPM诱导小鼠COPD的调控作用及机制

通过对DPM诱导COPD小鼠的肺功能、血液细胞数量、肺组织结构、炎症因子表达及分布等相关指标进行考察分析,评估柚皮苷对其治疗的作用效果;结合转录组实验结果,利用分子生物学技术,测定筛选的潜在调控关键基因及其调控相关基因在小鼠肺组织中的mRNA表达变化及在人呼吸道上皮细胞中的蛋白表达变化,从组织及细胞两个方面验证筛选结果并探讨柚皮苷调控作用机制。

研究结果表明:DPM能够诱导COPD小鼠中肺功能的改变,包括增加RI和Cchord,减少Cdyn和PEF,这与临床中COPD特征一致,表明动物造模成功,证明DPM对肺功能具有抑制作用。口服给药柚皮苷后,小鼠肺功能发生明显变化,包括减少RI和Cchord,增加Cdyn和PEF,这与临床中COPD治疗评估内容一致,说明柚皮苷对DPM诱导的COPD小鼠肺功能异常有一定调控作用,以上结果与转录组数据分析一致。实验证明,柚皮苷能够改善DPM诱导的COPD小鼠肺功能异常。

DPM能够显著增加小鼠白细胞数量,调控以淋巴细胞为主,说明DPM吸入肺组织后对B淋巴细胞影响最明显,对其活化有促进作用。柚皮苷对白细胞数量升高的调控作用也以淋巴细胞为主,与转录组GO富集分析结果吻合,说明柚皮苷对DPM诱导COPD中白细胞变化具有调控作用。实验证明,柚皮苷能够调控DPM诱导COPD白细胞数量的改变,发挥机体抗炎及免疫调控作用。

DPM刺激后,小鼠肺组织发生明显变化,可见明显的肺泡壁塌陷、气管壁增厚、颗粒物沉积附近的炎性细胞聚集、组织受损所致的出血,均为COPD中显著的病理表现,以上组织结构的改变减少了肺部气体交换的接触面积、增加了气体交换的难度,从而降低了肺功能,影响正常呼吸生理过程。柚皮苷能够一定程度减弱DPM诱导的肺组织结构异常,包括恢复气管壁及肺泡腔体结构、抑制炎性细胞聚集及组织出血,这些调控作用具有明显的量效关系。实验证明,柚皮苷能够调控DPM诱导COPD肺组织结构改变,进而增强肺功能。

DPM滴注后肺组织NF-κB、IL-8、TNF-α表达显著增加,其在气管环DPM沉积附近表达明显,同时可以看到明显的肺泡塌陷和气管壁增厚。柚皮苷能够剂量依赖性地降低组织中NF-κB、IL-8、TNF-α表达,恢复组织结构,抑制DPM所致的气管壁及肺泡腔体增厚。实验证明,柚皮苷在改善DPM诱导COPD肺组织结构改变的同时,还能够抑制炎症因子表达,减少组织炎症损伤。

DPM能够显著改变转录组筛选的柚皮苷在DPM诱导COPD中的关键调控因子及其相关基因的表达。转录及翻译水平检测基因表达与组学筛选结果一致,DPM能通过多个基因诱导COPD发生,而柚皮苷对这些变化具有抑制作用,可以反向调控DPM对基因的影响。柚皮苷调控的关键基因包括LEP、CHAD、MT-1、MT-2、PER1、REDD1、CXCR7,相关调控基因包括IL-8、TGF-β1、IL-6、TNF-α、Jag1、

Notch1、α-SMA、mTOR。柚皮苷能够抑制 CHAD 表达，改善肺功能；能够抑制 LEP 调控 TNF-α、IL-6、IL-8 释放，抑制炎症反应，并通过 mTOR 调控细胞自噬，改善肺组织纤维化；能够增加 MT1/2 表达，螯合 DPM 中金属离子减弱损伤，并清除自由基降低组织氧化损伤；能够增加 PER1 表达进而抑制下游炎症因子 TNF-α、IL-6、IL-1β 表达，从而改善肺节律和组织炎症，降低 COPD 并发症肺癌的发病风险；能够上调 REDD1 基因表达，进而影响细胞存活及代谢，具有潜在的抗癌活性；能够增加 CXCR7 表达并调控下游基因 TGF-β1、Jag1 水平，进而影响肺组织间质转化所产生的肺纤维化和肺损伤。

以上研究结果系统科学地阐明了 DPM 诱导小鼠 COPD 的发病原因及柚皮苷在此过程中的调控作用机制，为全面揭示柚皮苷药理活性以及在临床相关疾病治疗中的应用提供了实验数据与科学依据。

三、本书的创新之处

1. 研究思路与方法的创新

以前柚皮苷对 DPM 诱导 COPD 的调控作用机制并不清楚。既往研究往往针对单一评价指标，未从疾病整体进行评估，也仅从表面现象观察到柚皮苷具有治疗 COPD 的潜力，未阐明其作用机制。有鉴于此，我们从肺功能、血液细胞数量、肺组织结构、炎症因子表达及分布等方面入手，通过组学分析筛选及分子生物学技术验证，深入探讨柚皮苷对 DPM 诱导 COPD 的调控作用机制，具有实质创新。

本团队在前期研究的基础上，通过建立 DPM 诱导的小鼠 COPD 模型，采用转录组差异基因分析及趋势分析筛选柚皮苷调控关键基因，在此基础上考察 DPM 诱导的 COPD 小鼠的肺功能、血液细胞数量、肺组织结构、炎症因子表达及分布等相关指标，同时利用分子生物学技术测定筛选的潜在调控关键基因及其调控相关基因在小鼠肺组织中的 mRNA 表达变化及在人呼吸道上皮细胞中的蛋白表达变化，以验证筛选结果探讨柚皮苷调控作用机制。

2. 研究结果的创新

（1）首次采用转录组分析，考察了 DPM 和柚皮苷引起差异基因 GO 及 KEGG 富集的调控通路，筛选了此过程的关键调控基因，重点考察了模型致病原因及柚皮苷对这些通路的调控效果及潜在作用机制。结果证实了 DPM 能够从多方面引起肺损伤并诱导 COPD 产生，柚皮苷能够针对 DPM 引起 COPD 中的肺功能异常、痰液分泌增加、组织炎症免疫反应等指标，发挥调控作用和治疗潜力，比罗氟司特在肺组织免疫调控及肺功能恢复方面更具有调控潜力和竞争优势，此调控关键基因包括 LEP、CHAD、MT1/2、PER1、REDD1、CXCR7。实验结果对整体认识 DPM 致病原因及柚皮苷调控作用机制具有重要意义，为后续研究提供了技术支撑。

（2）首次多方位、系统地考察了柚皮苷对 DPM 诱导 COPD 小鼠肺功能、血液细胞数量、肺组织结构、炎症因子表达及分布的影响，证实了柚皮苷能够从多方面恢复 DPM 诱导的肺损伤，具有显著的治疗 COPD 作用。结合转录组实验结果，采用分子生物学技术，测定了筛选的潜在调控关键基因及其调控相关基因在小鼠肺组织中的 mRNA 表达变化及在人呼吸道上皮细胞中的蛋白表达变化，从组织及细胞两个方面验证了转录组筛选结果，证明 DPM 能通过多个基因诱导 COPD 发生；而柚皮苷对这些变化具有抑制作用，可以反向调控其对应的基因表达。实验证明，柚皮苷对 DPM 诱导的 COPD 具有显著的治疗作用，能够从多方面减缓疾病进程。这为柚皮苷的开发利用提供了科学依据，对相关疾病的治疗提供了可行的策略。

参 考 文 献

[1] Lobal Initiative For Chronic Obstructive Lung Disease. Global strategy for the diagnosis, management, and prevention of chronic obstructive pulmonary disease: 2021 report [EB/OL]. 2021, https://goldcopd.org/2021-gold-reports/.

[2] VARMAGHANI M, DEHGHANI M, HEIDARI E, et al. Global prevalence of chronic obstructive pulmonary disease: systematic review and meta-analysis [J]. East mediter health J, 2019, 25 (1): 47 - 57.

[3] RAHERISON C, GIRODET P O. Epidemiology of COPD [J]. Eur Respir Rev, 2009, 18 (114): 213 - 221.

[4] LI X, CAO X, GUO M, et al. Trends and risk factors of mortality and disability adjusted life years for chronic respiratory diseases from 1990 to 2017: systematic analysis for the global burden of disease study 2017 [J]. BMJ, 2020, 368: m234.

[5] FORD E S, CROFT J B, MANNINO D M, et al. COPD surveillance-United States, 1999—2011 [J]. Chest, 2013, 144 (1): 284 - 305.

[6] SINGH D, AGUSTI A, ANZUETO A, et al. Global strategy for the diagnosis, management, and prevention of chronic obstructive lung disease: the GOLD science committee report 2019 [J]. Eur Respir J, 2019, 53 (5): 1900164.

[7] BELCHAMBER K B R, DONNELLY L E. Targeting defective pulmonary innate immunity—a new therapeutic option? [J]. Pharmacol Ther, 2020, 209: 107500.

[8] CHAN K H, KURMI O P, BENNETT D A, et al. Solid fuel use and risks of respiratory diseases. A cohort study of 280,000 Chinese never-smokers [J]. Am J Respir Crit Care Med, 2019, 199 (3): 352 - 361.

[9] LAMPRECHT B, MCBURNIE M A, VOLLMER W M, et al. COPD in never smokers: results from the population-based burden of obstructive lung disease study [J]. Chest, 2011, 139 (4): 752 - 763.

[10] BLANC P D, ANNESI-MAESANO I, BALMES Jr, et al. The occupational burden of nonmalignant respiratory diseases. An official American thoracic society and European respiratory society statement [J]. Am J Respir Crit Care Med, 2019, 199 (11): 1312 - 1334.

[11] SYAMlAL G, DONEY B, MAZUREK J M. Chronic obstructive pulmonary disease

prevalence among adults who have never smoked, by industry and occupation-United States, 2013—2017 [J]. MMWR Morb Mortal Wkly Rep, 2019, 68 (13): 303 – 307.

[12] BELLOU V, BELBASIS L, KONSTANTINIDIS A K, et al. Elucidating the risk factors for chronic obstructive pulmonary disease: an umbrella review of meta-analyses [J]. Int J Tuberc Lung Dis, 2019, 23 (1): 58 – 66.

[13] LI L S K, PAQUET C, JOHNSTON K, et al. "What are my chances of developing COPD if one of my parents has the disease?" A systematic review and meta-analysis of prevalence of co-occurrence of COPD diagnosis in parents and offspring [J]. Int J Chron Obstruct Pulmon Dis, 2017, 12: 403 – 415.

[14] GILKES A, HULL S, DURBABA S, et al. Ethnic differences in smoking intensity and COPD risk: an observational study in primary care [J]. NPJ Prim Care Respir Med, 2017, 27 (1): 50.

[15] MA Y, TONG H, ZHANG X, et al. Chronic obstructive pulmonary disease in rheumatoid arthritis: a systematic review and meta-analysis [J]. Respir Res, 2019, 20 (1): 144.

[16] REPINE J E, BAST A, LANKHORST I. Oxidative stress in chronic obstructive pulmonary disease. Oxidative stress study group [J]. Am J Respir Crit Care Med, 1997, 156 (2 Pt 1): 341 – 357.

[17] O'DONNELL D E, REVILL S M, WEBB K A. Dynamic hyperinflation and exercise intolerance in chronic obstructive pulmonary disease [J]. Am J Respir Crit Care Med, 2001, 164 (5): 770 – 777.

[18] EAPEN M S, SOHAL S S. Update on the pathogenesis of COPD [J]. N Engl J Med, 2019, 381 (25): 2483 – 2484.

[19] National institute for health and care excellence. Chronic obstructive pulmonary disease in over 16s: diagnosis and management [EB/OL]. 2019, https://www.nice.org.uk/guidance/ng115.

[20] QASEEM A, WILT T J, WEINBERGER S E, et al. Diagnosis and management of stable chronic obstructive pulmonary disease: a clinical practice guideline update from the American college of physicians, American college of chest physicians, American thoracic society, and European respiratory society [J]. Ann Intern Med, 2011, 155 (3): 179 – 191.

[21] SIU A L, BIBBINS-DOMINGO K, GROSSMAN D C, et al. Screening for chronic obstructive pulmonary disease: US preventive services task force recommendation statement [J]. JAMA, 2016, 315 (13): 1372 – 1377.

[22] WELTE T, VOGELMEIER C, PAPI A. COPD: early diagnosis and treatment to

slow disease progression [J]. Int J Clin Pract, 2015, 69 (3): 336 – 349.

[23] WORLD HEALTH ORGANIZATION. Alpha 1 – antitrypsin deficiency: memorandum from a WHO meeting [J]. Bull World Health Organ, 1997, 75 (5): 397 – 415.

[24] JOHNSTON K N, POTTER A J, PHILLIPS A. Measurement properties of short lower extremity functional exercise tests in people with chronic obstructive pulmonary disease: systematic review [J]. Phys Ther, 2017, 97 (9): 926 – 943.

[25] SIAFAKAS N M, VERMEIRE P, PRIDE N B, et al. Optimal assessment and management of chronic obstructive pulmonary disease (COPD). The European respiratory society task force [J]. Eur Respir J, 1995, 8 (8): 1398 – 1420.

[26] VOGELMEIER C, HEDERER B, GLAAB T, et al. Tiotropium versus salmeterol for the prevention of exacerbations of COPD [J]. N Engl J Med, 2011, 364 (12): 1093 – 1103.

[27] DECRAMER M L, CHAPMAN K R, DAHL R, et al. Once-daily indacaterol versus tiotropium for patients with severe chronic obstructive pulmonary disease (Invigorate): a randomised, blinded, parallel-group study [J]. Lancet Respir Med, 2013, 1 (7): 524 – 533.

[28] HALPIN D M, VOGELMEIER C, PIEPER M P, et al. Effect of tiotropium on COPD exacerbations: a systematic review [J]. Respir Med, 2016, 114: 1 – 8.

[29] ISMAILA A S, HUISMAN E L, PUNEKAR Y S, et al. Comparative efficacy of long-acting muscarinic antagonist monotherapies in COPD: a systematic review and network meta-analysis [J]. Int J Chron Obstruct Pulmon Dis, 2015, 10: 2495 – 2517.

[30] RABE K F, TIMMER W, SAGKRIOTIS A, et al. Comparison of a combination of tiotropium plus formoterol to salmeterol plus fluticasone in moderate COPD [J]. Chest, 2008, 134 (2): 255 – 262.

[31] CELLI B, DECRAMER M, KESTEN S, et al. Mortality in the 4 – year trial of tiotropium (UPLIFT) in patients with chronic obstructive pulmonary disease [J]. Am J Respir Crit Care Med, 2009, 180 (10): 948 – 955.

[32] TASHKIN D P, LITTNER M, ANDREWS C P, et al. Concomitant treatment with nebulized formoterol and tiotropium in subjects with COPD: a placebo-controlled trial [J]. Respir Med, 2008, 102 (4): 479 – 487.

[33] TASHKIN D P, PEARLE J, IEZZONI D, et al. Formoterol and tiotropium compared with tiotropium alone for treatment of COPD [J]. COPD, 2009, 6 (1): 17 – 25.

[34] VOGELMEIER C, KARDOS P, HARARI S, et al. Formoterol mono and combi-

nation therapy with tiotropium in patients with COPD: a 6-month study [J]. Respir Med, 2008, 102 (11): 1511 – 1520.

[35] MALTAIS F, BJERMER L, KERWIN E M, et al. Efficacy of umeclidinium/vilanterol versus umeclidinium and salmeterol monotherapies in symptomatic patients with COPD not receiving inhaled corticosteroids: the EMAX randomised trial [J]. Respir Res, 2019, 20 (1): 238.

[36] MAQSOOD U, HO T N, PALMER K, et al. Once daily long-acting beta2 – agonists and long-acting muscarinic antagonists in a combined inhaler versus placebo for chronic obstructive pulmonary disease [J]. Cochrane Database Syst Rev, 2019, 3 (3): CD012930.

[37] HORITA N, GOTO A, SHIBATA Y, et al. Long-acting muscarinic antagonist (LAMA) plus long-acting beta-agonist (LABA) versus LABA plus inhaled corticosteroid (ICS) for stable chronic obstructive pulmonary disease (COPD) [J]. Cochrane Database Syst Rev, 2017, 2 (2): CD012066.

[38] SCHLUETER M, GONZALEZ-ROJAS N, BALDWIN M, et al. Comparative efficacy of fixed-dose combinations of long-acting muscarinic antagonists and long-acting beta2-agonists: a systematic review and network meta-analysis [J]. Ther Adv Respir Dis, 2016, 10 (2): 89 – 104.

[39] HANANIA N A, DARKEN P, HORSTMAN D, et al. The efficacy and safety of fluticasone propionate (250 microg) /salmeterol (50 microg) combined in the Diskus inhaler for the treatment of COPD [J]. Chest, 2003, 124 (3): 834 – 843.

[40] SPENCER S, CALVERLEY P M A, BURGE P S, et al. Impact of preventing exacerbations on deterioration of health status in COPD [J]. Eur Respir J, 2004, 23 (5): 698 – 702.

[41] SIN D D, WU L, ANDERSON J A, et al. Inhaled corticosteroids and mortality in chronic obstructive pulmonary disease [J]. Thorax, 2005, 60 (12): 992 – 997.

[42] LEE H W, PARK J, J O J, et al. Comparisons of exacerbations and mortality among regular inhaled therapies for patients with stable chronic obstructive pulmonary disease: systematic review and Bayesian network meta-analysis [J]. PLoS Med, 2019, 16 (11): e1002958.

[43] PAPI A, VESTBO J, FABBRI L, et al. Extrafine inhaled triple therapy versus dual bronchodilator therapy in chronic obstructive pulmonary disease (TRIBUTE): a double-blind, parallel group, randomised controlled trial [J]. Lancet, 2018, 391 (10125): 1076 – 1084.

[44] LIPSON D A, BARNHART F, BREALEY N, et al. Once-daily single-inhaler triple versus dual therapy in patients with COPD [J]. N Engl J Med, 2018, 378

(18): 1671-1680.

[45] WEDZICHA J A, BANERJI D, CHAPMAN K R, et al. Indacaterol-glycopyrronium versus Salmeterol-fluticasone for COPD [J]. N Engl J Med, 2016, 374 (23): 2222-2234.

[46] BAFADHEL M, PETERSON S, DE BLAS M A, et al. Predictors of exacerbation risk and response to budesonide in patients with chronic obstructive pulmonary disease: a post-hoc analysis of three randomised trials [J]. Lancet Respir Med, 2018, 6 (2): 117-126.

[47] CAZZOLA M, ROGLIANI P, CALZETTA L, et al. Triple therapy versus single and dual long-acting bronchodilator therapy in COPD: a systematic review and meta-analysis [J]. Eur Respir J, 2018, 52 (6): 1801586.

[48] PASCOE S, BARNES N, BRUSSELLE G, et al. Blood eosinophils and treatment response with triple and dual combination therapy in chronic obstructive pulmonary disease: analysis of the IMPACT trial [J]. Lancet Respir Med, 2019, 7 (9): 745-756.

[49] YANG I A, CLARKE M S, SIM E H A, et al. Inhaled corticosteroids for stable chronic obstructive pulmonary disease [J]. Cochrane Database Syst Rev, 2012, (7): CD002991.

[50] SUISSA S, PATENAUDE V, LAPI F, et al. Inhaled corticosteroids in COPD and the risk of serious pneumonia [J]. Thorax, 2013, 68 (11): 1029-1036.

[51] FESTIC E, BANSAL V, GUPTA E, et al. Association of inhaled corticosteroids with incident pneumonia and mortality in COPD patients: systematic review and meta-analysis [J]. COPD, 2016, 13 (3): 312-326.

[52] DONG Y H, CHANG C H, WU F L L, et al. Use of inhaled corticosteroids in patients with COPD and the risk of TB and influenza: a systematic review and meta-analysis of randomized controlled trials. a systematic review and meta-analysis of randomized controlled trials [J]. Chest, 2014, 145 (6): 1286-1297.

[53] JANJUA S, FORTESCUE R, POOLE P. Phosphodiesterase-4 inhibitors for chronic obstructive pulmonary disease [J]. Cochrane Database Syst Rev, 2020, 5 (5): CD002309.

[54] SIMOENS S, LAEKEMAN G, DECRAMER M. Preventing COPD exacerbations with macrolides: a review and budget impact analysis [J]. Respir Med, 2013, 107 (5): 637-648.

[55] LEE J S, PARK D A, HONG Y, et al. Systematic review and meta-analysis of prophylactic antibiotics in COPD and/or chronic bronchitis [J]. Int J Tuberc Lung Dis, 2013, 17 (2): 153-162.

[56] UZUN S, DJAMIN R S, KLUYTMANS J A J W, et al. Azithromycin maintenance treatment in patients with frequent exacerbations of chronic obstructive pulmonary disease (Columbus): a randomised, double-blind, placebo-controlled trial [J]. Lancet Respir Med, 2014, 2 (5): 361-368.

[57] HERATH S C, NORMANSELL R, MAISEY S, et al. Prophylactic antibiotic therapy for chronic obstructive pulmonary disease (COPD) [J]. Cochrane Database Syst Rev, 2018, 10 (10): CD009764.

[58] HAN M K, TAYOB N, MURRAY S, et al. Predictors of chronic obstructive pulmonary disease exacerbation reduction in response to daily azithromycin therapy [J]. Am J Respir Crit Care Med, 2014, 189 (12): 1503-1508.

[59] SMITH D, DU RAND I, ADDY C L, et al. British Thoracic Society guideline for the use of long-term macrolides in adults with respiratory disease [J]. Thorax, 2020, 75 (5): 370-404.

[60] RAM F S, JONES P W, CASTRO A A, et al. Oral theophylline for chronic obstructive pulmonary disease [J]. Cochrane Database Syst Rev, 2002, 2002 (4): CD003902.

[61] POOLE P, SATHANANTHAN K, FORTESCUE R. Mucolytic agents versus placebo for chronic bronchitis or chronic obstructive pulmonary disease [J]. Cochrane Database Syst Rev, 2019, 5 (5): CD001287.

[62] ROGLIANI P, MATERA MG, PAGE C, et al. Efficacy and safety profile of mucolytic/antioxidant agents in chronic obstructive pulmonary disease: a comparative analysis across erdosteine, carbocysteine, and N-acetylcysteine [J]. Respir Res, 2019, 20 (1): 104.

[63] VAN AGTEREN J E, HNIN K, GROSSER D, et al. Bronchoscopic lung volume reduction procedures for chronic obstructive pulmonary disease [J]. Cochrane Database Syst Rev, 2017, 2 (2): CD012158.

[64] VAN AGTEREN J E, CARSON K V, TIONG L U, et al. Lung volume reduction surgery for diffuse emphysema [J]. Cochrane Database Syst Rev, 2016, 10 (10): CD001001.

[65] STAVEM K, BJØRTUFT Ø, BORGAN Ø, et al. Lung transplantation in patients with chronic obstructive pulmonary disease in a national cohort is without obvious survival benefit [J]. J Heart Lung Transplant, 2006, 25 (1): 75-84.

[66] LAHHAM A, MCDONALD C F, HOLLAND A E. Exercise training alone or with the addition of activity counseling improves physical activity levels in COPD: a systematic review and meta-analysis of randomized controlled trials [J]. Int J Chron Obstruct Pulmon Dis, 2016, 11: 3121-3136.

[67] VOOIJS M, SIEMONSMA P C, HEUS I, et al. Therapeutic validity and effectiveness of supervised physical exercise training on exercise capacity in patients with chronic obstructive pulmonary disease: a systematic review and meta-analysis [J]. Clin Rehabil, 2016, 30 (11): 1037-1048.

[68] CRAMER H, HALLER H, KLOSE P, et al. The risks and benefits of yoga for patients with chronic obstructive pulmonary disease: a systematic review and meta-analysis [J]. Clin Rehabil, 2019, 33 (12): 1847-1862.

[69] TONG H, LIU Y, ZHU Y, et al. The therapeutic effects of qigong in patients with chronic obstructive pulmonary disease in the stable stage: a meta-analysis [J]. BMC Complement Altern Med, 2019, 19 (1): 239.

[70] HOOGENDOORN M, FEENSTRA T L, HOOGENVEEN R T, et al. Long-term effectiveness and cost-effectiveness of smoking cessation interventions in patients with COPD [J]. Thorax, 2010, 65 (8): 711-718.

[71] WARNIER M J, VAN RIET E E S, RUTTEN F H, et al. Smoking cessation strategies in patients with COPD [J]. Eur Respir J, 2013, 41 (3): 727-734.

[72] VAN EERD E A M, VAN DER MEER R M, VAN SCHAYCK O C P, et al. Smoking cessation for people with chronic obstructive pulmonary disease [J]. Cochrane Database Syst Rev, 2016, 2016 (8): CD010744.

[73] PARK H Y, KANG D, SHIN S H, et al. Chronic obstructive pulmonary disease and lung cancer incidence in never smokers: a cohort study [J]. Thorax, 2020, 75 (6): 506-509.

[74] DRUMMOND M B, DASENBROOK E C, PITZ M W, et al. Inhaled corticosteroids in patients with stable chronic obstructive pulmonary disease: a systematic review and meta-analysis [J]. JAMA, 2008, 300 (20): 2407-2416.

[75] SINGH S, AMIN A V, LOKE Y K. Long-term use of inhaled corticosteroids and the risk of pneumonia in chronic obstructive pulmonary disease: a meta-analysis [J]. Arch Intern Med, 2009, 169 (3): 219-229.

[76] GUNEN H, HACIEVLIYAGIL S S, KOSAR F, et al. Factors affecting survival of hospitalised patients with COPD [J]. Eur Respir J, 2005, 26 (2): 234-241.

[77] JOHN M, LANGE A, HOERNIG S, et al. Prevalence of anemia in chronic obstructive pulmonary disease: comparison to other chronic diseases [J]. Int J Cardiol, 2006, 111 (3): 365-370.

[78] CHAMBELLAN A, CHAILLEUX E, SIMILOWSKI T, et al. Prognostic value of the hematocrit in patients with severe COPD receiving long-term oxygen therapy [J]. Chest, 2005, 128 (3): 1201-1208.

[79] GRATZIOU C. Respiratory, cardiovascular and other physiological consequences of

smoking cessation [J]. Curr Med Res Opin, 2009, 25 (2): 535 - 545.

[80] WALTERS J A, TANG J N Q, POOLE P, et al. Pneumococcal vaccines for preventing pneumonia in chronic obstructive pulmonary disease [J]. Cochrane Database Syst Rev, 2017, 1 (1): CD001390.

[81] JOLLIFFE D A, GREENBERG L, HOOPER R L, et al. Vitamin D to prevent exacerbations of COPD: systematic review and meta-analysis of individual participant data from randomised controlled trials [J]. Thorax, 2019, 74 (4): 337 - 345.

[82] ZIDER A D, WANG X, BUHR R G, et al. Reduced COPD exacerbation risk correlates with improved FEV_1: a meta-regression analysis [J]. Chest, 2017, 152 (3): 494 - 501.

[83] GUO Y, ZHANG T, WANG Z, et al. Body mass index and mortality in chronic obstructive pulmonary disease: a dose-response meta-analysis [J]. Medicine (Baltimore), 2016, 95 (28): e4225.

[84] CELLI B R, COTE C G, MARIN J M, et al. The body-mass index, airflow obstruction, dyspnea, and exercise capacity index in chronic obstructive pulmonary disease [J]. N Engl J Med, 2004, 350 (10): 1005 - 1012.

[85] LEUZZI G, GALEONE C, TAVERNA F, et al. C-reactive protein level predicts mortality in COPD: a systematic review and meta-analysis [J]. Eur Respir Rev, 2017, 26 (143): 160070.

[86] STOLZ D, MEYER A, RAKIC J, et al. Mortality risk prediction in COPD by a prognostic biomarker panel [J]. Eur Respir J, 2014, 44 (6): 1557 - 1570.

[87] KAN H, LONDON S J, CHEN G, et al. Differentiating the effects of fine and coarse particles on daily mortality in Shanghai, China [J]. Environ Int, 2007, 33 (3): 376 - 384.

[88] WICHMANN H E. Diesel exhaust particles [J]. Inhal toxicol, 2007, 19 Suppl 1: 241 - 244.

[89] LI P, XIN J, WANG Y, et al. The acute effects of fine particles on respiratory mortality and morbidity in Beijing, 2004—2009 [J]. Environ Sci Pollut Res Int, 2013, 20 (9): 6433 - 6444.

[90] VINIKOOR-IMLER L C, DAVIS J A, LUBEN T J. An ecologic analysis of county-level PM 2.5 concentrations and lung cancer incidence and mortality [J]. Int J Environ Res Public Health, 2011, 8 (6): 1865 - 1871.

[91] BRUNEKREEF B, HOLGATE S T. Air pollution and health [J]. Lancet, 2002, 360 (9341): 1233 - 1242.

[92] APTE J S, MARSHALL J D, COHEN A J, et al. Addressing global mortality from ambient PM 2.5 [J]. Environ Sci Technol, 2015, 49 (13): 8057 - 8066.

[93] LIM S S, VOS T, FLAXMAN A D, et al. A comparative risk assessment of burden of disease and injury attributable to 67 risk factors and risk factor clusters in 21 regions, 1990—2010: a systematic analysis for the global burden of disease study 2010 [J]. Lancet, 2012, 380 (9859): 2224-2260.

[94] YANG G, WANG Y, ZENG Y, et al. Rapid health transition in China, 1990—2010: findings from the global burden of disease study 2010 [J]. Lancet, 2013, 381 (9882): 1987-2015.

[95] RIVA D R, MAGALHāES C B, LOPES A A, et al. Low dose of fine particulate matter (PM 2.5) can induce acute oxidative stress, inflammation and pulmonary impairment in healthy mice [J]. Inhal Toxicol, 2011, 23 (5): 257-267.

[96] UPADHYAY D, PANDURI V, GHIO A, et al. Particulate matter induces alveolar epithelial cell DNA damage and apoptosis: role of free radicals and the mitochondria [J]. Am J Respir Cell Mol Biol, 2003, 29 (2): 180-187.

[97] WU J, SHI Y, ASWETO C O, et al. Fine particle matters induce DNA damage and G2/M cell cycle arrest in human bronchial epithelial BEAS-2B cells [J]. Environ Sci Pollut Res Int, 2017, 24 (32): 25071-25081.

[98] YANG J, HUO T, ZHANG X, et al. Oxidative stress and cell cycle arrest induced by short-term exposure to dustfall PM 2.5 in A549 cells [J]. Environ Sci Pollut Res Int, 2018, 25 (23): 22408-22419.

[99] LI N, HAO M, PHALEN R F, et al. Particulate air pollutants and asthma. A paradigm for the role of oxidative stress in PM-induced adverse health effects [J]. Clin Immunol, 2003, 109 (3): 250-265.

[100] PALLESCHI S, ROSSI B, ARMIENTO G, et al. Toxicity of the readily leachable fraction of urban PM 2.5 to human lung epithelial cells: role of soluble metals [J]. Chemosphere, 2018, 196: 35-44.

[101] COHEN R A, PETSONK E L, ROSE C, et al. Lung pathology in U.S. coal workers with rapidly progressive pneumoconiosis implicates silica and silicates [J]. Am J Respir Crit Care Med, 2016, 193 (6): 673-680.

[102] MAHDAVINIA M, KESHAVARZIAN A, TOBIN M C, et al. A comprehensive review of the nasal microbiome in chronic rhinosinusitis (CRS) [J]. Clin Exp Allergy, 2016, 46 (1): 21-41.

[103] AUTIO T J, TAPIAINEN T, KOSKENKORVA T, et al. The role of microbes in the pathogenesis of acute rhinosinusitis in young adults [J]. Laryngoscope, 2015, 125 (1): E1-E7.

[104] BARI M R, HIRON M M, ZAMAN S M, et al. Microbes responsible for acute exacerbation of COPD [J]. Mymensingh Med J, 2010, 19 (4): 576-585.

[105] LIU H, FAN X, WANG N, et al. Exacerbating effects of PM 2.5 in OVA-sensitized and challenged mice and the expression of TRPA1 and TRPV1 proteins in lungs [J]. J Asthma, 2017, 54 (8): 807 – 817.

[106] PARK I H, KANG J H, KIM J A, et al. Diesel exhaust particles enhance MUC4 expression in NCI-H292 cells and nasal epithelial cells via the p38/CREB pathway [J]. Int Arch Allergy Immunol, 2016, 171 (3 – 4): 209 – 216.

[107] HUANG L, PU J, HE F, et al. Positive feedback of the amphiregulin-EGFR-ERK pathway mediates PM 2.5 from wood smoke-induced MUC5AC expression in epithelial cells [J]. Sci Rep, 2017, 7 (1): 11084.

[108] WANG H, SONG L, JU W, et al. The acute airway inflammation induced by PM 2.5 exposure and the treatment of essential oils in Balb/c mice [J]. Sci Rep, 2017, 7: 44256.

[109] ICHINOSE T, TAKANO H, SADAKANE K, et al. Mouse strain differences in eosinophilic airway inflammation caused by intratracheal instillation of mite allergen and diesel exhaust particles [J]. J Appl Toxicol, 2004, 24 (1): 69 – 76.

[110] ROBERTSON S, GRAY G A, DUFFIN R, et al. Diesel exhaust particulate induces pulmonary and systemic inflammation in rats without impairing endothelial function ex vivo or in vivo [J]. Part Fibre Toxicol, 2012, 9: 9.

[111] SKOVMAND A, DAMIAO GOUVEIA A C, KOPONEN I K, et al. Lung inflammation and genotoxicity in mice lungs after pulmonary exposure to candle light combustion particles [J]. Toxicol Lett, 2017, 276: 31 – 38.

[112] DENG X, ZHANG F, RUI W, et al. PM 2.5-induced oxidative stress triggers autophagy in human lung epithelial A549 cells [J]. Toxicol In Vitro, 2013, 27 (6): 1762 – 1770.

[113] ZHONG J, KARLSSON O, WANG G, et al. B vitamins attenuate the epigenetic effects of ambient fine particles in a pilot human intervention trial [J]. Proc Natl Acad Sci USA, 2017, 114 (13): 3503 – 3508.

[114] LI X Y, HAO L, LIU Y H, et al. Protection against fine particle-induced pulmonary and systemic inflammation by omega-3 polyunsaturated fatty acids [J]. Biochim Biophys Acta Gen Subj, 2017, 1861 (3): 577 – 584.

[115] 张晓雅. 过敏煎合止嗽散干预PM 2.5致肺损伤的临床及动物实验研究 [D]. 北京：北京中医药大学, 2016.

[116] 姚琳, 张俊威, 孟庆杰, 等. PM 2.5致大鼠肺损伤及桔梗总皂苷干预作用的研究 [J]. 中国中医药信息杂志, 2017, 24 (12): 38 – 41.

[117] 周艳丽, 劳文艳, 阮研硕, 等. 阿魏酸拮抗大气PM 2.5对大鼠肺的损伤作用 [J]. 食品科学, 2017, 38 (1): 244 – 251.

[118] 刘平安，莫阳，张国民，等. 红景天对细颗粒物 PM 2.5 所致急性肺损伤大鼠干预作用的研究 [J]. 湖南中医药大学学报，2015，35（7）：5-7.

[119] GAO S, LI P, YANG H, et al. Antitussive effect of naringin on experimentally induced cough in guinea pigs [J]. Planta Med, 2011, 77 (1): 16-21.

[120] LUO Y L, ZHANG C C, LI P B, et al. Naringin attenuates enhanced cough, airway hyperresponsiveness and airway inflammation in a guinea pig model of chronic bronchitis induced by cigarette smoke [J]. Int Immunopharmacol, 2012, 13 (3): 301-307.

[121] JIAO H Y, SU W W, LI P B, et al. Therapeutic effects of naringin in a guinea pig model of ovalbumin-induced cough-variant asthma [J]. Pulm Pharmacol Ther, 2015, 33: 59-65.

[122] SHI R, XU J W, XIAO Z T, et al. naringin and naringenin relax rat tracheal smooth by regulating BK_{Ca} activation [J]. J Med Food, 2019, 22 (9): 963-970.

[123] NIE Y C, WU H, LI P B, et al. Naringin attenuates EGF-induced MUC5AC secretion in A549 cells by suppressing the cooperative activities of MAPKs-AP-1 and IKKs-IkappaB-NF-kappaB signaling pathways [J]. Eur J Pharmacol, 2012, 690 (1-3): 207-213.

[124] LIN B Q, LI P B, WANG Y G, et al. The expectorant activity of naringenin [J]. Pulm Pharmacol Ther, 2008, 21 (2): 259-263.

[125] SHI R, XIAO Z T, ZHENG Y J, et al. Naringenin regulates CFTR activation and expression in airway epithelial cells [J]. Cell Physiol Biochem, 2017, 44 (3): 1146-1160.

[126] SHI R, SU W W, ZHU Z T, et al. Regulation effects of naringin on diesel particulate matter-induced abnormal airway surface liquid secretion [J]. Phytomedicine, 2019, 63: 153004.

[127] LIU Y, SU W W, WANG S, et al. Naringin inhibits chemokine production in an LPS-induced RAW 264.7 macrophage cell line [J]. Mol Med Rep, 2012, 6 (6): 1343-1350.

[128] LIU Y, WU H, NIE Y C, et al. Naringin attenuates acute lung injury in LPS-treated mice by inhibiting NF-kappaB pathway [J]. Int Immunopharmacol, 2011, 11 (10): 1606-1612.

[129] NIE Y C, WU H, LI P B, et al. Anti-inflammatory effects of naringin in chronic pulmonary neutrophilic inflammation in cigarette smoke-exposed rats [J]. J Med Food, 2012, 15 (10): 894-900.

[130] CHEN Y, NIE Y C, LUO Y L, et al. Protective effects of naringin against pa-

raquat-induced acute lung injury and pulmonary fibrosis in mice [J]. Food Chem Toxicol, 2013, 58: 133 – 140.

[131] CHEN Y, WU H, NIE Y C, et al. Mucoactive effects of naringin in lipopolysaccharide-induced acute lung injury mice and beagle dogs [J]. Environ Toxicol Pharmacol, 2014, 38 (1): 279 – 287.

[132] 李泮霖, 廖弈秋, 刘宏, 等. 采用 iTRAQ 技术研究柚皮苷对烟熏所致小鼠急性肺部炎症相关蛋白表达的影响 [J]. 中山大学学报（自然科学版）, 2017, 56 (4): 102 – 110.

[133] CHEN T, WU H, HE Y, et al. Simultaneously quantitative analysis of naringin and its major human gut microbial metabolites naringenin and 3 – (4′Hydroxyphenyl) propanoic acid via stable isotope deuterium-labeling coupled with RRLC-MS/MS method [J]. Molecules, 2019, 24 (23): 4287.

[134] WANG H, XU Y S, WANG M L, et al. Protective effect of naringin against the LPS-induced apoptosis of PC12 cells: implications for the treatment of neurodegenerative disorders [J]. Int J Mol Med, 2017, 39 (4): 819 – 830.

[135] BANSAL Y, SINGH R, SAROJ P, et al. Naringenin protects against oxido-inflammatory aberrations and altered tryptophan metabolism in olfactory bulbectomized-mice model of depression [J]. Toxicol Appl Pharmacol, 2018, 355: 257 – 268.

[136] JIN L, ZENG W, ZHANG F, et al. Naringenin ameliorates acute inflammation by regulating intracellular cytokine degradation [J]. J Immunol, 2017, 199 (10): 3466 – 3477.

[137] ZENG W, JIN L, ZHANG F, et al. Naringenin as a potential immunomodulator in therapeutics [J]. Pharmacol Res, 2018, 135: 122 – 126.

[138] NIE Y C, WU H, LI P B, et al. Naringin attenuates EGF-induced MUC5AC secretion in A549 cells by suppressing the cooperative activities of MAPKs-AP-1 and IKKs-IκB-NF-κB signaling pathways [J]. Eur J Pharmacol, 2012, 690 (1 – 3): 207 – 213.

[139] CHWALBA A, MACHURA E, ZIORA K, et al. The role of adipokines in the pathogenesis and course of selected respiratory diseases [J]. Endokrynol Pol, 2019, 70 (6): 504 – 510.

[140] BRUZZANITI S, BOCCHINO M, SANTOPAOLO M, et al. An immunometabolic pathomechanism for chronic obstructive pulmonary disease [J]. Proc Natl Acad Sci USA, 2019, 116 (31): 15625 – 15634.

[141] REBELLO C J, KIRWAN J P, GREENWAY F L. Obesity, the most common comorbidity in SARS-CoVP-2: is leptin the link? [J]. Int J Obes (Lond), 2020,

44 (9): 1810-1817.

[142] WATANABE K, SUZUKAWA M, ARAKAWA S, et al. Leptin enhances cytokine/chemokine production by normal lung fibroblasts by binding to leptin receptor [J]. Allergol Int, 2019, 68S: S3-S8.

[143] GUI X, CHEN H, CAI H, et al. Leptin promotes pulmonary fibrosis development by inhibiting autophagy via PI3K/Akt/mTOR pathway [J]. Biochem Biophys Res Commun, 2018, 498 (3): 660-666.

[144] ADEBIYI M G, ZHAO Z, YE Y, et al. Circadian period 2: a missing beneficial factor in sickle cell disease by lowering pulmonary inflammation, iron overload, and mortality [J]. FASEB J, 2019, 33 (9): 10528-10537.

[145] GERY S, KOMATSU N, KAWAMATA N, et al. Epigenetic silencing of the candidate tumor suppressor gene Per1 in non-small cell lung cancer [J]. Clin Cancer Res, 2007, 13 (5): 1399-1404.

[146] LIU B, XU K, JIANG Y, et al. Aberrant expression of Per1, Per2 and Per3 and their prognostic relevance in non-small cell lung cancer [J]. Int J Clin Exp Pathol, 2014, 7 (11): 7863-7871.

[147] HRUSHESKY W J, GRUTSCH J, WOOD P, et al. Circadian clock manipulation for cancer prevention and control and the relief of cancer symptoms [J]. Integr Cancer Ther, 2009, 8 (4): 387-397.

[148] SONG P, LI Z, LI X, et al. Transcriptome profiling of the lungs reveals molecular clock genes expression changes after chronic exposure to ambient air particles [J]. Int J Environ Res Public Health, 2017, 14 (1): 90.

[149] WANG X, WANG M, CHEN S, et al. Ammonia exposure causes lung injuries and disturbs pulmonary circadian clock gene network in a pig study [J]. Ecotoxicol Environ Saf, 2020, 205: 111050.

[150] OKADA Y, OKADA M. Quercetin, caffeic acid and resveratrol regulate circadian clock genes and aging-related genes in young and old human lung fibroblast cells [J]. Mol Biol Rep, 2020, 47 (2): 1021-1032.

[151] JIN H O, HONG S E, KIM J Y, et al. Induction of HSP27 and HSP70 by constitutive overexpression of REDD1 confers resistance of lung cancer cells to ionizing radiation [J]. Oncol Rep, 2019, 41 (5): 3119-3126.

[152] QIAO S, KOH S B, VIVEKANANDAN V, et al. REDD1 loss reprograms lipid metabolism to drive progression of RAS mutant tumors [J]. Genes Dev, 2020, 34 (11-12): 751-766.

[153] JIN H O, SEO S K, WOO S H, et al. REDD1 inhibits the invasiveness of non-small cell lung cancer cells [J]. Biochem Biophys Res Commun, 2011, 407

(3): 507 - 511.

[154] JIN H O, HONG S E, KIM J H, et al. Sustained overexpression of REDD1 leads to Akt activation involved in cell survival [J]. Cancer Lett, 2013, 336 (2): 319 - 324.

[155] KIM Y S, JIN H O, SEO S K, et al. Sorafenib induces apoptotic cell death in human non-small cell lung cancer cells by down-regulating mammalian target of rapamycin (mTOR) -dependent survivin expression [J]. Biochem Pharmacol, 2011, 82 (3): 216 - 226.

[156] CAO Z, LIS R, GINSBERG M, et al. Targeting of the pulmonary capillary vascular niche promotes lung alveolar repair and ameliorates fibrosis [J]. Nat Med, 2016, 22 (2): 154 - 162.

[157] CHANG H C, HUANG P H, SYU F S, et al. Critical involvement of atypical chemokine receptor CXCR7 in allergic airway inflammation [J]. Immunology, 2018, 154 (2): 274 - 284.

[158] GUAN S, ZHOU J. CXCR7 attenuates the TGF-beta-induced endothelial-to-mesenchymal transition and pulmonary fibrosis [J]. Mol Biosyst, 2017, 13 (10): 2116 - 2124.

[159] XU D, LI R, WU J, et al. Drug design targeting the CXCR4/CXCR7/CXCL12 Pathway [J]. Curr Top Med Chem, 2016, 16 (13): 1441 - 1451.

[160] CULLY M. Lung disease: CXCR7 activation overrides lung fibrosis [J]. Nat Rev Drug Discov, 2016, 15 (3): 160.

[161] SHAO Y, ZHOU F, HE D, et al. Overexpression of CXCR7 promotes mesenchymal stem cells to repair phosgene-induced acute lung injury in rats [J]. Biomed Pharmacother, 2019, 109: 1233 - 1239.

[162] KATOH M. WNT/PCP signaling pathway and human cancer (review) [J]. Oncol Rep, 2005, 14 (6): 1583 - 1588.

[163] TANG Y, CUI Y, LI Z, et al. Radiation-induced miR-208a increases the proliferation and radioresistance by targeting p21 in human lung cancer cells [J]. J Exp Clin Cancer Res, 2016, 35: 7.

[164] TORGOVNICK A, HEGER J M, LIAKI V, et al. The CdknIa super mouse as a tool to study p53-mediated tumor suppression [J]. Cell Rep, 2018, 25 (4): 1027 - 1039.

[165] LIU J Q, FENG Y H, ZENG S, et al. Linc01088 promotes cell proliferation by scaffolding EZH2 and repressing p21 in human non-small cell lung cancer [J]. Life Sci, 2020, 241: 117134.

[166] LUO J, LIU K, YAO Y, et al. DMBX1 promotes tumor proliferation and regu-

lates cell cycle progression via repressing OTX2-mediated transcription of p21 in lung adenocarcinoma cell [J]. Cancer Lett, 2019, 453: 45 – 56.

[167] PARK K R, YUN J S, PARK M H, et al. Loss of parkin reduces lung tumor development by blocking p21 degradation [J]. PLoS One, 2019, 14 (5): e0217037.

[168] LIU H, PENG J, BAI Y, et al. Up-regulation of DLL1 may promote the chemotherapeutic sensitivity in small cell lung cancer [J]. Zhongguo Fei Ai Za Zhi, 2013, 16 (6): 282 – 288.

[169] KATOH M, KATOH M. Precision medicine for human cancers with Notch signaling dysregulation (review) [J]. Int J Mol Med, 2020, 45 (2): 279 – 297.

[170] LIU Z Y, WU T, LI Q, et al. Notch signaling components: diverging prognostic indicators in lung adenocarcinoma [J]. Medicine (Baltimore), 2016, 95 (20): e3715.

[171] XU Q P, XIAO R D, XIONG W M, et al. Association between polymorphism in notch signaling pathway and lung cancer risk [J]. Zhonghua Yu Fang Yi Xue Za Zhi, 2018, 52 (3): 243 – 252.

[172] TCHEKNEVA E E, GORUGANTHU M U L, UZHACHENKO R V, et al. Determinant roles of dendritic cell-expressed Notch Delta-like and Jagged ligands on anti-tumor T cell immunity [J]. J Immunother Cancer, 2019, 7 (1): 95.

[173] TETZLAFF F, ADAM M G, FELDNER A, et al. MPDZ promotes DLL4-induced Notch signaling during angiogenesis [J]. Elife, 2018, 7: e32860.

[174] HUANG Y, LIN L, SHANKER A, et al. Resuscitating cancer immunosurveillance: selective stimulation of DLL1-Notch signaling in T cells rescues T-cell function and inhibits tumor growth [J]. Cancer Res, 2011, 71 (19): 6122 – 6131.

[175] XIE X, ZHAO J, XIE L, et al. Identification of differentially expressed proteins in the injured lung from zinc chloride smoke inhalation based on proteomics analysis [J]. Respir Res, 2019, 20 (1): 36.

[176] KILINC A A, TARCIN G, KURUGOGLU S, et al. A novel combined treatment for plasminogen deficiency with lung involvement [J]. Pediatr Pulmonol, 2020, 55 (1): E1 – E3.

[177] HOROWITZ J C, TSCHUMPERLIN D J, KIM K K, et al. Urokinase plasminogen activator overexpression reverses established lung fibrosis [J]. Thromb Haemost, 2019, 119 (12): 1968 – 1980.

[178] SCHULIGA M, WESTALL G, XIA Y, et al. The plasminogen activation system: new targets in lung inflammation and remodeling [J]. Curr Opin Pharmacol, 2013, 13 (3): 386 – 393.

[179] SCHULIGA M, GRAINGE C, WESTALL G, et al. The fibrogenic actions of the

coagulant and plasminogen activation systems in pulmonary fibrosis [J]. Int J Biochem Cell Biol, 2018, 97: 108 – 117.

[180] RENCKENS R, ROELOFS J J T H, STEGENGA M E, et al. Transgenic tissue-type plasminogen activator expression improves host defense during Klebsiella pneumonia [J]. J Thromb Haemost, 2008, 6 (4): 660 – 668.

[181] WANG J, HAJIZADEH N, MOORE E E, et al. Tissue plasminogen activator (tPA) treatment for COVID – 19 associated acute respiratory distress syndrome (ARDS): a case series [J]. J Thromb Haemost, 2020, 18 (7): 1752 – 1755.

[182] STRINGER K A, HYBERTSON B M, CHO O J, et al. Tissue plasminogen activator (tPA) inhibits interleukin-1 induced acute lung leak [J]. Free Radic Biol Med, 1998, 25 (2): 184 – 188.

[183] KIM W J, LIM J H, LEE J S, et al. Comprehensive analysis of transcriptome sequencing data in the lung tissues of COPD subjects [J]. Int J Genomics, 2015, 2015: 206937.

[184] FANG T, WANG Y, MA Y, et al. A rapid LC/MS/MS quantitation assay for naringin and its two metabolites in rats plasma [J]. J Pharm Biomed Anal, 2006, 40 (2): 454 – 459.

[185] HSIU S L, HUANG T Y, HOU Y C, et al. Comparison of metabolic pharmacokinetics of naringin and naringenin in rabbits [J]. Life Sci, 2002, 70 (13): 1481 – 1489.

[186] ZENG X, BAI Y, PENG W, et al. Identification of naringin metabolites in human urine and feces [J]. Eur J Drug Metab Pharmacokinet, 2017, 42 (4): 647 – 656.